LES NOUVELLES PLANTES QUI SOIGNENT

Découvrez les pouvoirs naturels des plantes médicinales

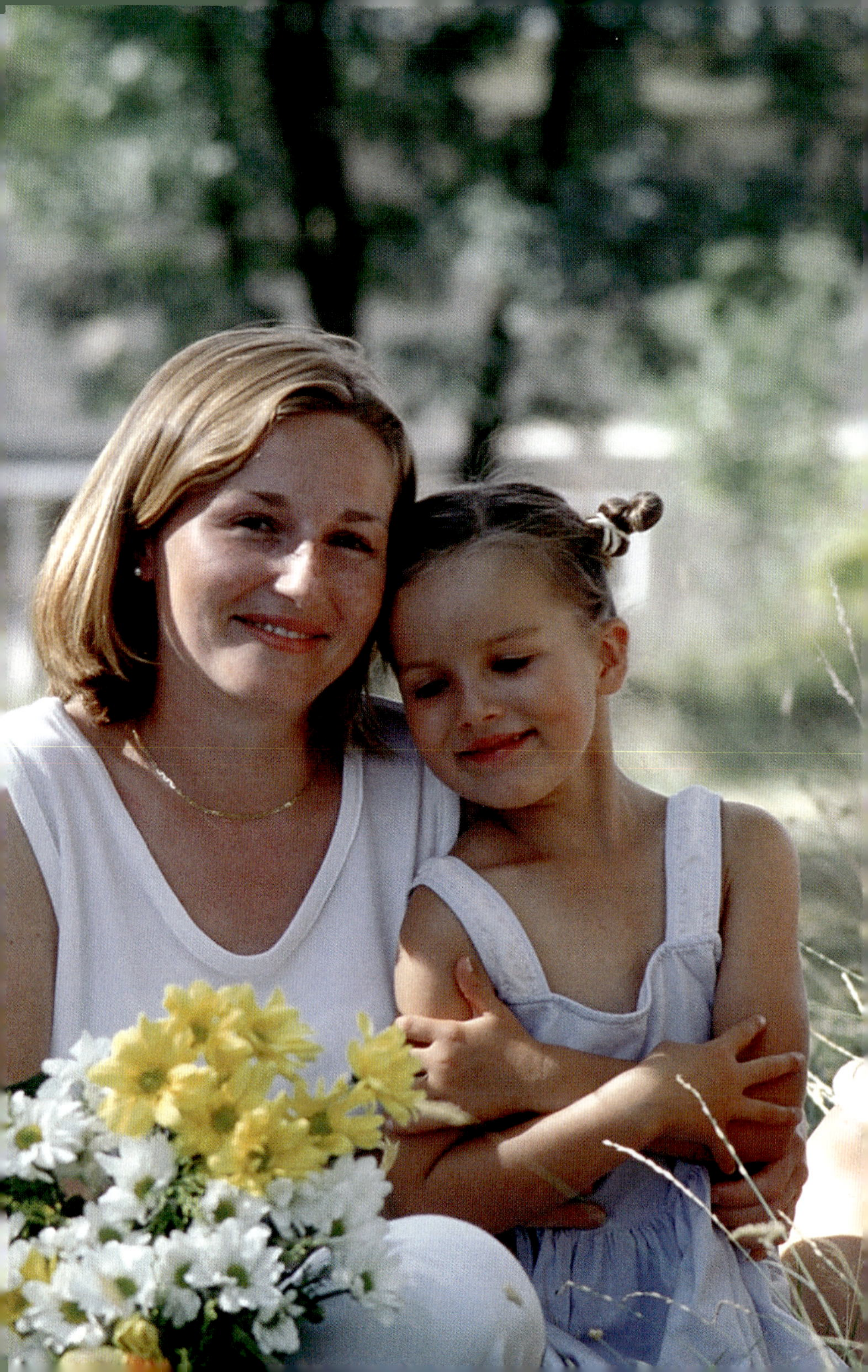

LES NOUVELLES PLANTES QUI SOIGNENT

Découvrez les pouvoirs naturels des plantes médicinales

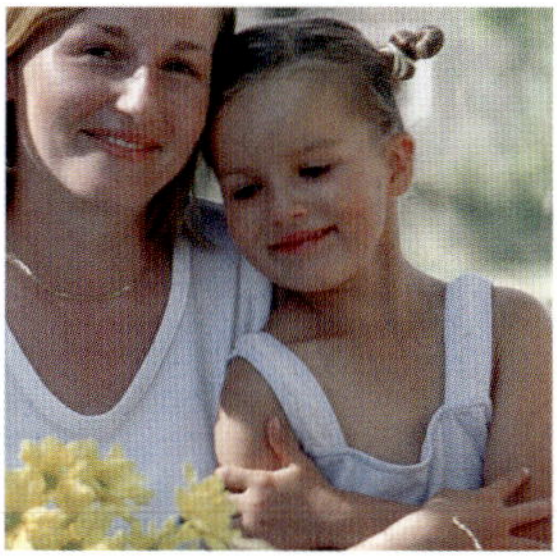

Danielle Roux

Editions Alpen
Alpen Éditions
Pastor Center
7, rue du Gabian
98000 Monaco

L'auteur... une femme

Danielle Roux est docteur en pharmacie.
Responsable d'une officine pendant plusieurs années où elle conseillait déjà la phytothérapie avec succès, elle se consacre aujourd'hui à son développement en formant de nombreux professionnels de la santé : pharmaciens, préparateurs en pharmacie, médecins...
Rédactrice en chef d'une revue européenne de phytothérapie et auteur d'ouvrages scientifiques, elle pense que « la phytothérapie permet de prévenir et soigner bon nombre de maux quotidiens en s'associant au respect d'une bonne hygiène de vie, nécessaire au bien-être de chacun. »

Collection dirigée par :
Thierry Souccar,
assisté d'Elvire Nérin

Crédits photos :
Photo Disc, Goodshoot,
Catherine Martin, photographes
agence Hoaqui/Jacana : Rouan,
Le Roy Norbert, Boet M.A.,
Pott Eckart, Volot René,
Lemoine Élisabeth, Hofer Gerhard,
Hoang Cong Minh, Errath Christian,
Pôle Sud - Philippe Besacier

Dépôt légal : 2e semestre 2002
ISBN : 2-914923-04-X

Imprimerie Baud,
Saint-Laurent-du-Var

Dans la même collection :
- *Dites non au cholestérol*
- *Mémoire totale*
- *Peau programme jeunesse*
- *Maigrir selon vos hormones*
- *Vitaminez votre vie*
- *Ginseng : mille ans de bienfaits*

Préface

Depuis toujours et au sein de toutes les ethnies, l'homme a cherché à utiliser les plantes à des fins médicales selon des méthodes empiriques.
Ce dernier terme n'est nullement péjoratif. En réalité, le choix des espèces végétales pour les différentes visées thérapeutiques était le fruit d'observations très minutieuses des comportements des malades.
Au XIXe *et surtout au* XXe *siècle, la pharmacie a subi de profonds bouleversements liés à la naissance de la chimie moderne. La synthèse organique a permis de mettre sur le marché de nombreuses molécules médicamenteuses, parfois douées de propriétés pharmacologiques extraordinaires. On allait jusqu'à penser que certaines maladies pourraient être définitivement enrayées.*
C'est, en fait, le phénomène inverse qui s'est produit. Beaucoup de ces molécules utilisées en traitements prolongés se sont avérées destructrices des systèmes de défenses immunitaires laissant la porte ouverte à de dangereux agents infectieux. Ceux-ci ont acquis des résistances aux antibiotiques. Les maladies iatrogènes ont proliféré à la suite de traitements épuisants pour les patients. Dans la seconde moitié du XXe *siècle, certains malades et aussi des médecins ont réagi face à ce danger et se sont réorientés vers des thérapeutiques plus raisonnables faisant intervenir à nouveau le règne végétal.*

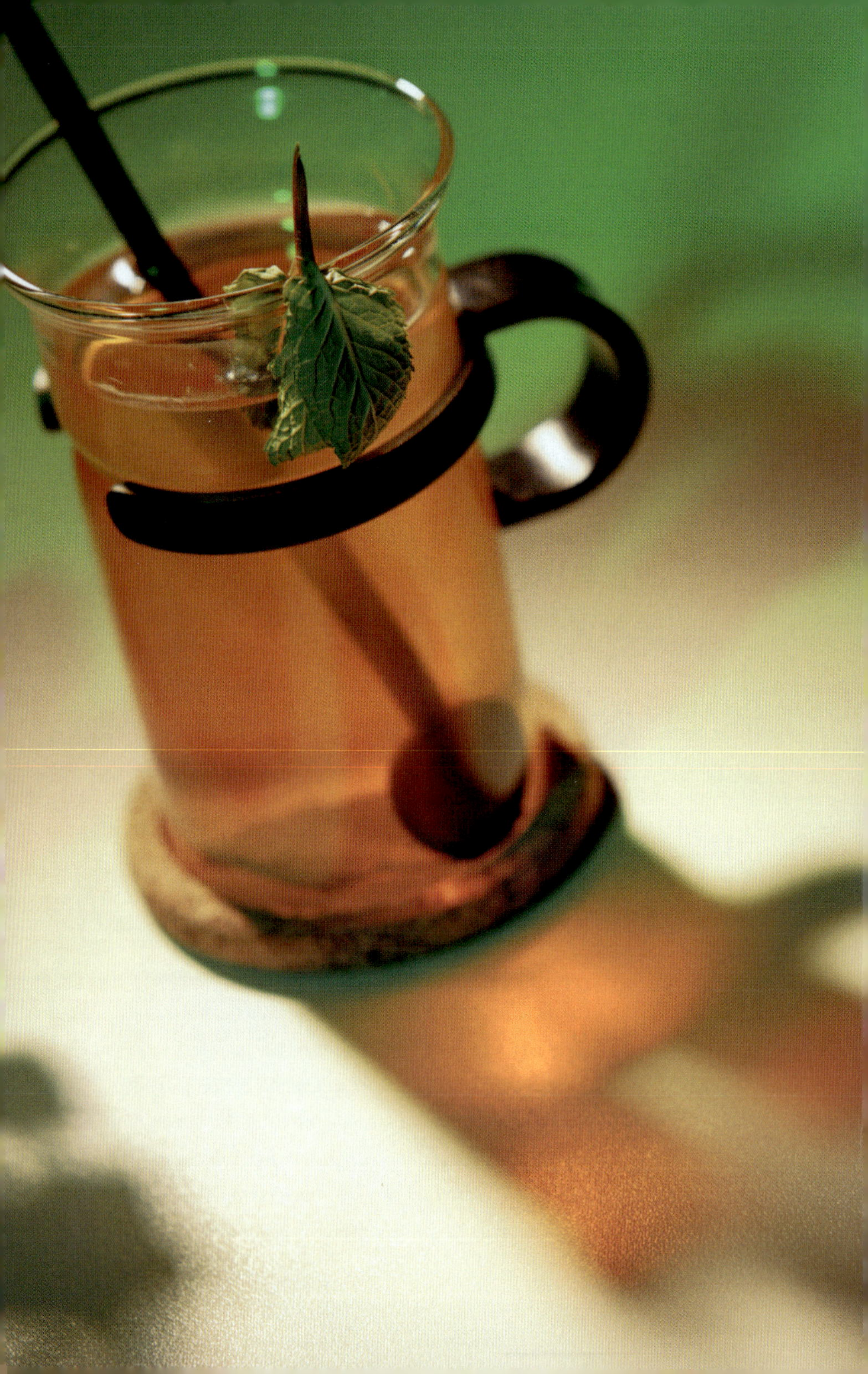

En Europe, par exemple, la phytothérapie, sous l'impulsion conjuguée de médecins, de pharmaciens et de phytochimistes, a pris un caractère très scientifique qui ne cesse de se développer. Les prescriptions des médecins sont mieux ciblées et plus précises ; les formulations médicamenteuses mieux adaptées. On peut constater les progrès accomplis très rapidement en consultant les ouvrages déjà anciens de Valnet ou de Paris. Un bilan moderne des possibilités de la phytothérapie s'imposait, susceptible d'éclairer les corps médicaux et pharmaceutiques et surtout le grand public. L'évolution des médecines naturelles est telle qu'il est impossible d'embrasser tous ses aspects dans un seul ouvrage et même en ce qui concerne la médecine par les plantes, il n'est pas possible de bâtir d'un seul tenant une encyclopédie phytothérapique. Ici, les auteurs ont commencé l'œuvre en présentant un certain nombre de monographies abondamment détaillées où les lecteurs, quels qu'ils soient, pourront trouver les renseignements qu'ils pouvaient espérer et d'autres, en plus. À chacun de satisfaire sa curiosité, d'approfondir sa culture et surtout de mettre tout en œuvre pour améliorer sa propre santé ou celle des autres.

Pr Jean-Pierre Chaumont,
professeur de botanique,
faculté de pharmacie, Besançon (Doubs)

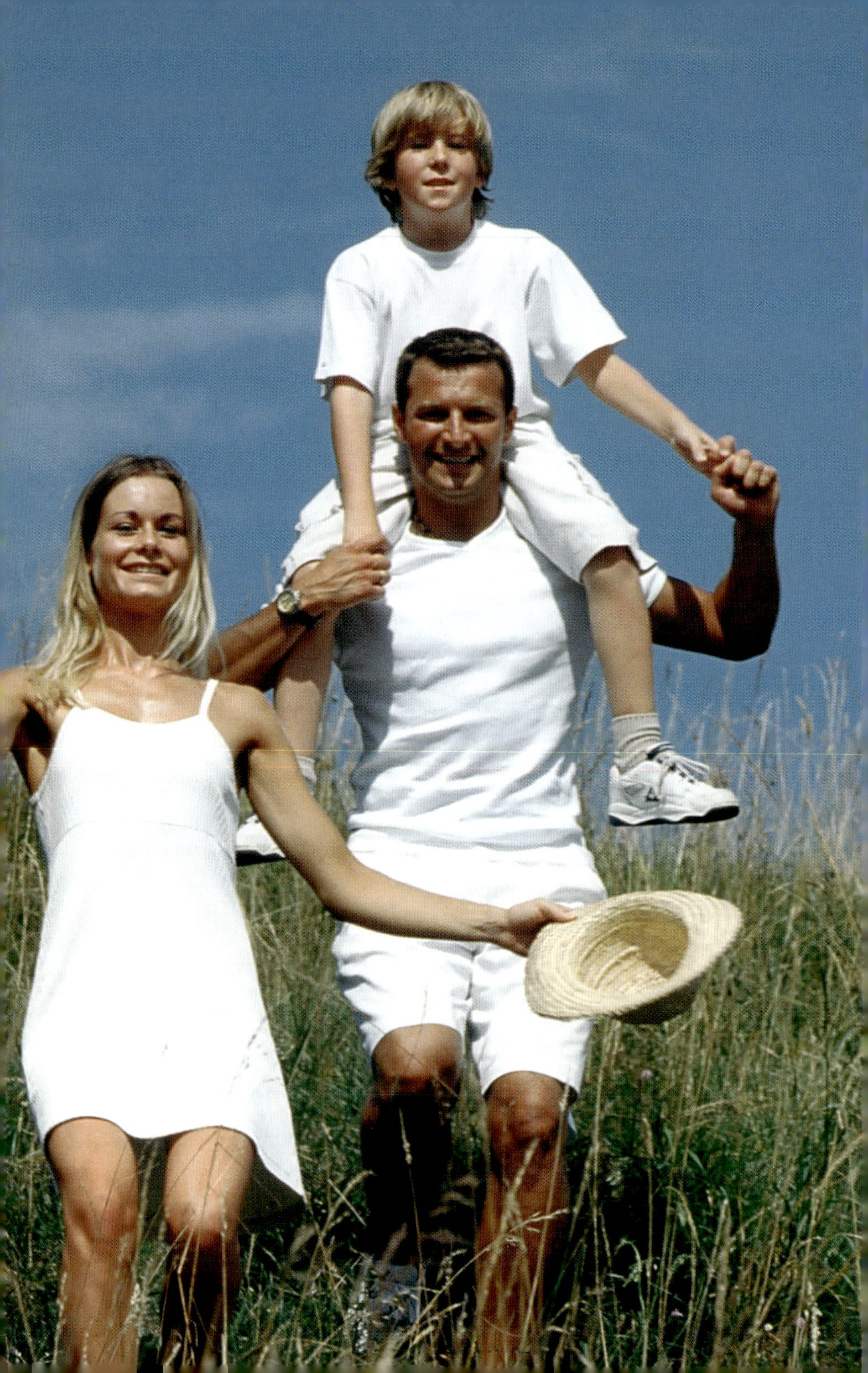

Introduction

Pourquoi ce phytoguide ?

En même temps que nos vies s'allongent, nous devons prendre soin de notre corps et vivre en harmonie avec lui. Ainsi, prévention, hygiène de vie et traitements phytothérapiques vont nous permettre de vivre mieux afin d'apporter « de la vie aux années » et non pas « des années à la vie ». Ce guide va vous permettre de mieux connaître les plantes les plus couramment utilisées pour soigner vos maux quotidiens tout en vous précisant les limites de leur utilisation. Certaines d'entre elles ont une histoire intéressante, d'autres ont fait l'objet de recherches récentes, d'autres encore ont des applications thérapeutiques moins connues…

AVERTISSEMENT

Les informations contenues dans ce livre ne peuvent pas remplacer un avis autorisé. Avant toute automédication, consultez un médecin ou un pharmacien qualifié.

TABLE DES MATIÈRES

LA PHYTOTHÉRAPIE

Une médecine alternative

La phytothérapie n'exclut pas l'allopathie classique indispensable au traitement des pathologies lourdes. Cependant, pour bon nombre d'affections, elle deviendra vite indispensable. La phytothérapie est une médecine alternative de choix.

L'automédication, qu'il s'agisse de remèdes à base de plantes ou de médicaments classiques nécessite toujours une bonne connaissance de la maladie et donc un diagnostic bien établi. Une visite chez le médecin est donc nécessaire. Si ce médecin est spécialisé en phytothérapie, c'est encore mieux. Le pharmacien, lui-même spécialisé en phytothérapie pourra également vous conseiller.

Les plantes sont nombreuses. Seuls les spécialistes savent les reconnaître sans risque de confusion.

On pourrait citer un extrait de *Entre Dordogne et Puy Mary* (J. Mallouet), bénéfique gentiane, redoutable vératre : « Quand, parcourant inlassablement la montagne par les étés radieux de mon enfance, j'avais la gorge douloureuse, desséchée par la course, il m'arrivait souvent de déterrer avec le couteau qui ne me quittait jamais un fragment de racine de gentiane. Je l'écorçais et en découpais quelques rondelles que je suçais.

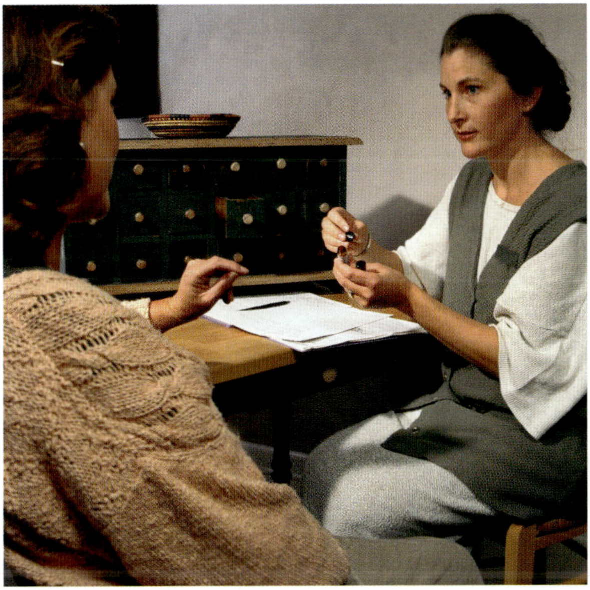

Instantanément, la salive m'inondait la bouche et j'étais tout ragaillardi. Essayez et vous verrez ! Mais surtout n'imitez pas ce Parisien intrépide et peu averti des choses de la campagne qui, un jour, confondit la gentiane et "Lou varaïre".
Mal lui en prit. La racine de celle-ci était jadis utilisée en médecine vétérinaire comme… purgatif !
L'infortuné citadin rapporta de son escapade en montagne un mémorable dérangement intestinal ! »

Une vieille histoire des temps présents

Depuis la nuit des temps, les hommes ont toujours utilisé les plantes pour se nourrir, pour se parer… pour se soigner.

En 1948, on a trouvé sur les ruines de Nippur de très nombreuses tablettes d'argile sumériennes gravées en caractères cunéiformes datant de 5000 ans. Une fois leur traduction achevée, on montra que l'on avait mis à jour le premier recueil de formules végétales à l'usage des hommes et que ce document contenait déjà des formes élaborées : suspensions, onguents, décoctés…

2700 ans avant J.-C., à plusieurs milliers de kilomètres de là, se formulait le Pen-Tsao, ouvrage qui remonte à l'époque légendaire des premiers grands empereurs de Chine.

Et c'est en 1515 que naquit Lee-Chee-Chen, qui passa une grande partie de sa vie à remettre en forme ce fameux manuscrit dans lequel étaient déjà citées des plantes d'une grande importance comme le camphrier, le ginseng et l'éphédra.

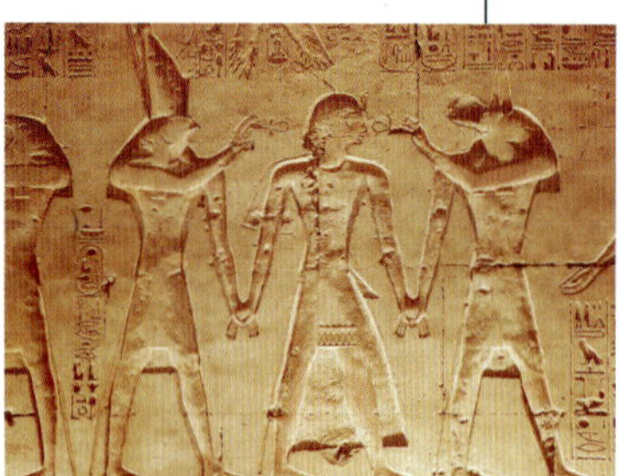

Un peu plus tard, fut découvert le fameux papyrus Ebers provenant des civilisations pharaoniques (environ 1800 ans avant J.-C.). Il cite plusieurs centaines de plantes médicinales et l'on est persuadé aujourd'hui que Ramsès Ier et ses contemporains connaissaient déjà le pavot, la jusquiame, la scille et le séné.

Hippocrate est considéré comme le père de la médecine. D'ailleurs, les futurs médecins prêtent « serment d'Hippocrate » dont l'une des règles essentielles est *primum non nocere* (avant tout ne pas nuire). Il n'a donc pu ignorer les vertus des plantes. Il consacra une grande partie de son existence à l'étude de cette médecine par les plantes : le *Corpus Hippocraticum* fut publié en 280 avant J.-C. et traitait de 250 « simples » ! Son successeur Dioscoride, dans son ouvrage *De Materia Medica* portera cet héritage à 600 « simples ». Galien, médecin grec né à Pergame en 131 après J.-C., mort à Rome en 201, est à l'origine de la « Pharmacie Galénique » d'origine végétale. Il est considéré comme le père de la Pharmacie.

La médecine du moyen âge, qu'elle soit d'inspiration occidentale, gréco-latine ou arabe, resta fidèle à l'usage des plantes. Sainte Hildegarde (1098-1179), célèbre abbesse du monastère de nonnes bénédictines de Rupertsberg en Allemagne, femme médecin, excellent musicien, fut une « phytothérapeute » remarquable et rédigea les *Physica* dont les trois-quarts étaient consacrés aux maladies et aux plantes. Certaines d'entre elles sont toujours utilisées avec succès et en particulier la piloselle pour ses propriétés diurétiques et l'arnica pour soigner les ecchymoses (les « bleus »).

Albert le Grand (1193-1280) fut le maître de saint Thomas d'Aquin. Dominicain, philosophe renommé de l'École du Rhin, il fut un alchimiste et un botaniste réputé. On lui doit un *De Plantis* (traité sur les plantes) remarquable qui le fit surnommer « magicien ».

La « théorie des signatures »

Puis vint Paracelse Théophraste Bombast de Hohenheim, né en 1493 (mort à 48 ans) médecin alchimiste qui s'efforça de décrypter les analogies mystiques unissant l'homme au végétal (et au minéral) : « Tout ce qui est en bas est comme ce qui est en haut ». L'homme souffre mais son remède est là à portée de main ; il suffit de voir et de déchiffrer les messages. Ainsi naissait la fameuse **« théorie des signatures ».** La chélidoine au latex jaune soigne les affections du foie (la bile en excès colore l'individu en jaune). La prêle dont la tige stérile évoque la colonne vertébrale, constitue un remède contre la déminéralisation. Le saule blanc dont les tiges souples s'inclinent vers la surface de l'eau, est indiqué dans les rhumatismes aggravés par l'humidité.

On voit bien qu'à toutes ces époques, l'utilisation des plantes à des fins médicales s'accompagnait d'une grande connaissance de la nature et de ses cycles.

Une nouvelle ère des médicaments

À partir du XIXe siècle, la recherche vise à isoler de la plante le principe actif c'est-à-dire la substance active pour une pathologie donnée. Ainsi le pharmacien Pierre-Joseph Pelletier (1788-1842) extrait de l'ipéca, l'émétine qui est un vomitif, et de l'écorce de quinquina, la quinine qui est utilisée dans le traitement du paludisme. C'est une nouvelle ère des médicaments qui commence. De plus, la synthèse chimique à partir de végétaux permit d'obtenir des molécules de plus en plus complexes et de plus en plus actives.

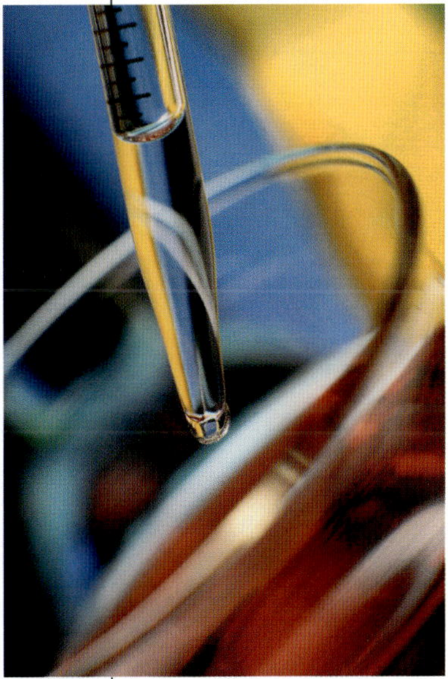

Puis survint au début de notre siècle, une longue période de désaffection de la part du public pour la phytothérapie. La médecine accorda de plus en plus d'importance aux nouvelles molécules comme les antibiotiques. Ainsi, progressivement, la botanique fut écartée des études de médecine et les pharmaciens se détournèrent eux aussi de cette discipline.

Le renouveau de la phytothérapie

Depuis quelques années, la phytothérapie connaît un regain d'intérêt. Ceci s'explique d'une part, par l'évolution des mentalités. Certes l'écologie est dans l'air du temps mais on craint surtout les effets indésirables à long terme des médicaments allopathiques. Or les plantes sont efficaces et leur utilisation est pour un grand nombre d'entre elles sans danger du fait de l'ancienneté de l'expérimentation. Ainsi, aujourd'hui, plus d'une personne sur quatre se dit intéressée par la phytothérapie.

Bien évidemment, on ne peut pas tout traiter avec cette médecine. Cependant, pour bon nombre de pathologies, les plantes conduiront à la guérison en douceur. De plus, une plante contient généralement de très nombreux principes actifs qui permettent alors de traiter le patient globalement.

Attention: toutes les plantes ne sont pas dénuées de toxicité, le pharmacien le sait bien. Belladone, colchique ou aconit sont très toxiques et ne feront pas partie de l'arsenal phytothérapique.

Qu'est-ce qu'une plante ?

La plupart des plantes que nous citerons dans cet ouvrage appartiennent au groupe des phanérogames qui sont reconnaissables par leur couleur verte due à la présence de chlorophylle. La chlorophylle est le « catalyseur » qui donne aux plantes la capacité de se procurer des sources nutritionnelles à partir de l'air, l'eau et les sels minéraux.

Pour qu'une plante puisse survivre et se reproduire, elle doit s'adapter au milieu dans lequel elle vit.
Par exemple, pour une plante du désert, les graines doivent être légères et transportables par le vent, alors que les plantes aquatiques sont pourvues de fleurs flottantes et celles des montagnes recouvertes d'un duvet pour pouvoir se protéger du froid.
Lorsque la graine rencontre un milieu favorable à sa germination, le processus de croissance est en quelque sorte entamé. Puis cette croissance se poursuit par extension du bourgeon primaire et des structures radicales. Ainsi, la croissance de la partie aérienne est accompagnée d'une croissance proportionnelle de la partie souterraine.

Quelles sont les parties de la plante que l'on utilise ?

Prenons un exemple : le cassis *(Ribes nigrum)* est une plante bien connue – la feuille a des propriétés diurétiques et anti-inflammatoires alors que la baie, que nous consommons avec plaisir, améliore la circulation veineuse ; quant au bourgeon utilisé en macérat glycériné, il est immunostimulant, c'est-à-dire qu'il améliore les défenses naturelles. Ainsi, selon l'effet recherché, on utilisera préférentiellement telle ou telle partie de la plante parfois même plusieurs parties pour des effets cumulés.

D'où viennent nos phytomédicaments ?

Les provenances sont diverses :

• **Les plantes spontanées** représentent un pourcentage notable du marché européen et sont spécifiques de certaines régions. Exemple : la gentiane jaune des montagnes, la matricaire des steppes salées de Hongrie, les plantes aromatiques du bassin méditerranéen, le cascara d'Amérique du Nord. Les plantes sont en partie importées et certaines d'entre elles ont été acclimatées : l'éphédra de Chine, des Indes ou du Pakistan, le ginseng de Chine ou de Corée, le niaouli de Nouvelle Calédonie. L'harpagophytum, lui, n'a jamais pu être acclimaté.

• **Les plantes cultivées** dont la culture permet de fournir une matière première en quantité suffisante et homogène. *Exemple :* le fenouil, la lavande, la menthe poivrée. Pour coordonner les filières de production, plusieurs organismes soucieux de leurs bonnes marches ont été créés comme l'Office National Interprofessionnel des Plantes à Parfums Aromatiques et Médicinales (ONIPPAM) (organisation des marchés et des filières, amélioration de la qualité des produits, suivi des méthodes de culture).

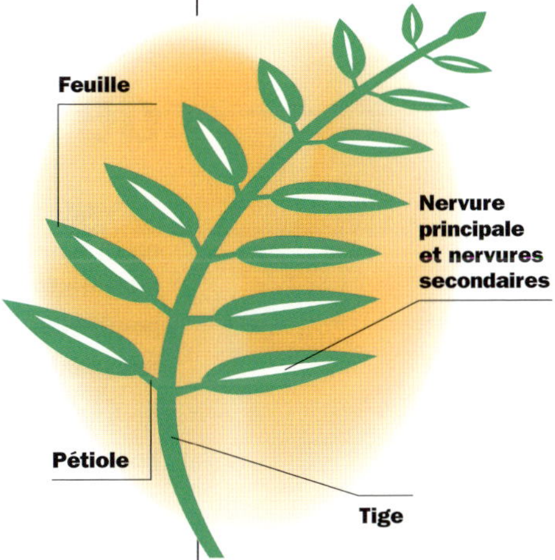

Morphologie générale d'une plante herbacée

Le marché de la phytothérapie

La vente et délivrance des plantes médicinales relève en principe du monopole des pharmaciens ainsi que des herboristes (mais ces derniers sont de moins en moins nombreux). Cependant des dérogations concernent certaines plantes. Ainsi trente-quatre sont en vente libre.

Les plantes en vente libre

Tilleul, camomille, menthe, verveine, oranger, bardane, bouillon blanc, bourgeons de pin, bourrache, bruyère, chiendent, cynorrhodon, eucalyptus, frêne, gentiane, guimauve, hibiscus, houblon, lavande, lierre terrestre, matricaire, mauve, mélisse, menianthe, olivier, ortie blanche, pariétaire, pensée sauvage, pétales de rose, queues de cerises, reine des prés, ronce, sureau, violette. Seules les sept plantes soulignées peuvent être vendues en mélange dans tous les circuits de distribution.

Quand la phytothérapie fait avancer la recherche

L'étude du végétal a permis de faire avancer plus vite la recherche fondamentale car il est plus facile d'imiter une molécule que de la créer. L'aspirine, grand médicament de notre siècle a été synthétisée beaucoup plus rapidement grâce à la connaissance de trois de ses « parents proches » que sont : le saule blanc, l'ulmaire et la gaulthérie (tous contiennent des dérivés salicylés). De plus, il faut savoir qu'une bonne partie de nos médicaments modernes renferment des extraits de plantes ou des molécules végétales modifiées.

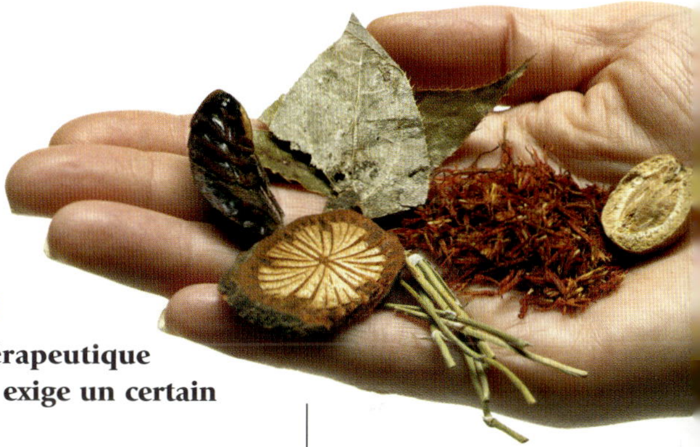

Attention à l'auto-médication !

La phytothérapie est une thérapeutique souvent peu toxique mais qui exige un certain nombre de précautions :

- une bonne connaissance des plantes car certaines peuvent être toxiques et nécessiter une prescription médicale ;
- une connaissance approfondie de la pharmacologie (devenir des principes actifs dans l'organisme) ;
- s'être assuré du diagnostic (visite chez le médecin) ;
- être attentif aux doses, en particulier pour les jeunes enfants, les femmes enceintes ou allaitant et les personnes âgées ;
- un arrêt du traitement en cas de réactions allergiques, plaques rouges, démangeaisons, gêne respiratoire, etc. ;
- certaines plantes ne peuvent être utilisées en même temps que d'autres médicaments (comme par exemple le millepertuis) ou présentent une certaine toxicité si le dosage est augmenté ou si le temps de traitement est prolongé (comme pour le kava-kava).

Il faut signaler au médecin tous les médicaments que vous prenez, soit par automédication, soit sur prescription, en particulier si vous êtes soigné pour des maladies lourdes (insuffisance rénale, insuffisance cardiaque, infections chroniques ou virales, cancers...).

COMMENT UTILISER LES PLANTES ?

Le nom officiel d'une plante est le nom latin accompagné de la famille. Nous vous donnerons aussi le nom anglais vous permettant d'utiliser ce recueil dans d'autres pays.

Les tisanes

La forme galénique la plus connue et une des plus anciennes est sans doute la tisane mais il est important de la préparer dans les règles.

Pour préparer un infusé, on utilise les parties tendres de la plante (feuilles, fleurs). Il faut peser les plantes sur une balance de ménage, faire bouillir un litre d'eau et verser l'eau bouillante sur les plantes, laisser infuser 10 minutes sans oublier de filtrer.

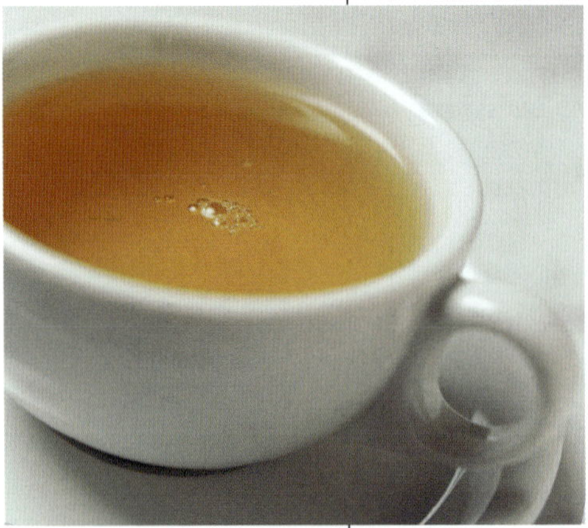

Selon la quantité de plante utilisée, la concentration finale sera variable allant d'une tisane dite de confort (peu concentrée) à une tisane médicamenteuse (beaucoup plus concentrée).

Par exemple, si vous voulez préparer un infusé d'eucalyptus antitussif et antiseptique respiratoire :

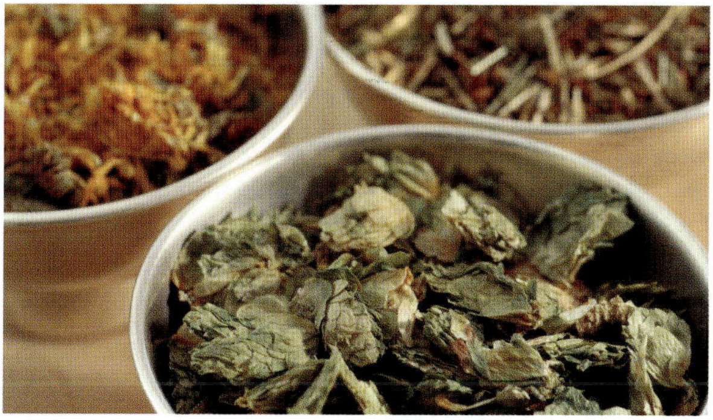

- pour 5 g de plantes dans un litre d'eau, ce sera une tisane de confort, agréable, de bon goût ;
- pour 50 g de plantes dans un litre d'eau, on aura un infusé sombre, concentré, de goût moins agréable mais très efficace. **Pour ce dernier, il est préférable de demander conseil au pharmacien ou à l'herboriste !**

Il est clair qu'il vaut mieux utiliser des plantes sèches en vrac et les conserver dans de bonnes conditions (à l'abri de la lumière et de l'humidité).

Pour préparer un décocté, vous mettrez les plantes une fois pesées directement dans l'eau froide. Vous ferez bouillir l'ensemble 10 minutes et laisserez reposer 5 minutes en couvrant sans oublier de filtrer. Le décocté utilise des parties plus dures de la plante telles que les racines, les fruits, l'écorce.

Remarque : il est préférable d'utiliser une eau faiblement minéralisée.

En dehors des tisanes qui sont certes très efficaces mais qui nécessitent une préparation, il existe de nombreuses formes galéniques tout aussi efficaces et dont la prise est plus facile.

La forme la plus utilisée est sans doute la gélule de plante, à l'intérieur de laquelle peut se trouver une poudre totale ou un extrait sec.

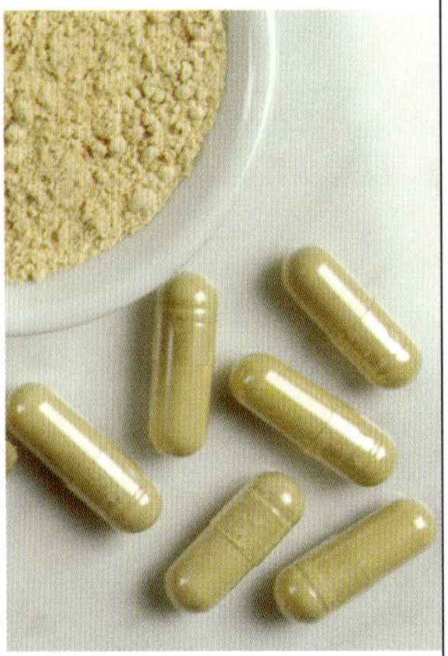

La gélule de plante

La poudre totale

Préparée le plus souvent par cryobroyage, elle permet l'obtention de la quasi-totalité des principes actifs ; on parle alors de totum de la plante. Dans certains cas, l'ensemble de ces principes actifs est nécessaire.

Les extraits secs

Ils peuvent être préparés par nébulisation ou lyophilisation. Un nébulisat s'obtient par transformation de l'extrait liquide en un brouillard de particules, desséchées brusquement à haute température.
Un lyophilisat s'obtient par congélation de l'extrait liquide puis sublimation (transformation de la glace en vapeur d'eau).
La poudre lyophilisée en présence d'eau redonnera alors l'extrait initial. C'est ainsi que l'on prépare, par exemple, le café soluble ou le lait maternisé.

Ces méthodes permettent d'isoler et concentrer une partie des principes actifs.
Prenons l'exemple de la prêle, plante très ancienne dont on utilise la tige stérile, dure, riche en silice et minéraux divers mais aussi contenant un principe actif diurétique.
Si l'on veut utiliser la prêle pour son pouvoir diurétique, l'extrait sera bien adapté. En revanche si l'on prend de la prêle pour ses propriétés reminéralisantes (consolidation de fractures, amélioration de la souplesse de la peau…), la poudre contenant l'ensemble des principes actifs est préférable.

Les gélules de plantes (poudres ou extraits) doivent être titrées pour le principe actif le plus important. C'est pourquoi vous pourrez vous-même comparer les titres.

Les autres formes galéniques

Les SIPF ou suspensions intégrales de plantes fraîches

Les plantes fraîches cryobroyées sont alors en suspension dans l'alcool à 30°. **Il est très important de les diluer.**

Les teintures-mères

Préparées par les laboratoires homéopathiques à partir des plantes fraîches, elles sont faciles à prendre et **doivent être diluées car elles sont alcoolisées.** On ne les conseillera pas aux enfants en très bas âge, ni aux personnes pour lesquelles la consommation d'alcool est interdite. On les désigne sous l'appellation T.M.

Les macérats glycérinés

Beaucoup moins alcoolisés (macération dans un mélange eau-alcool-glycérine), ils correspondent à une thérapeutique très efficace appelée gemmothérapie qui utilise des parties embryonnaires de plantes et donnent des résultats très intéressants en particulier chez les enfants et les jeunes adultes. **Il faut les prendre dilués dans l'eau ou mieux une tisane bien adaptée.** Ces macérats sont riches en facteurs de croissance (auxines) et de nombreux travaux ont prouvé l'action remarquable de cette forme galénique malgré sa faible concentration en principes actifs. Ainsi les bourgeons de cassis en macérat glycériné augmentent la fabrication de

L'oligothérapie

peut être associée à la phytothérapie car elle en potentialise l'action.
C'est une méthode thérapeutique basée sur l'administration de minéraux (soufre, phosphore, magnésium, potassium...) à faible dose (oligothérapie catalytique ou nutritionnelle).

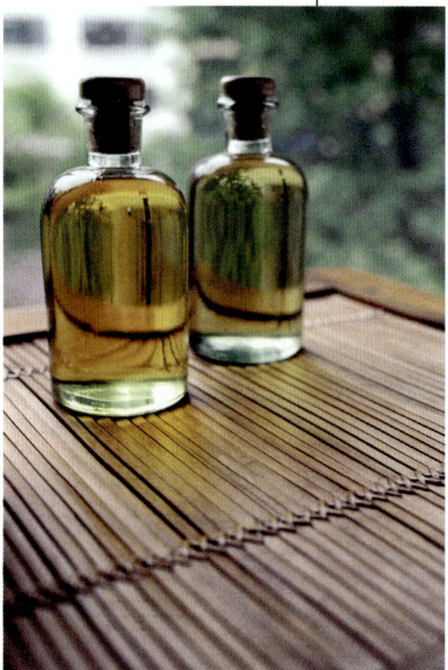

certaines hormones (hormones sécrétées par les glandes corticosurrénales) et augmente la résistance au froid, au stress et à la fatigue. Cette forme est souvent conseillée aux enfants en période d'examens, ou encore, à l'entrée de l'hiver pour augmenter la résistance à l'infection.

Les huiles essentielles ou « essences » (H.E.)

Ce sont des huiles particulièrement concentrées. Elles correspondent à une thérapeutique appelée « aromathérapie » qui nécessite une formation spécifique.

Les Égyptiens avaient eu l'idée de préparer une essence de conifères en chauffant le bois dans un vase d'argile. Ils transmirent la technique aux Grecs puis aux Romains. Mais ce sont les Arabes qui mirent au point la technique d'hydrodistillation (entraînement à la vapeur d'eau). On trouve les H.E. dans différentes parties de la plante : feuilles, fleurs, tiges, racines ou fruits. La quantité d'essence obtenue est variable selon la plante, ce qui justifie parfois un prix très élevé.
Ainsi, avec 100 kg de thym on obtient seulement 200 g d'huile essentielle.

Les contrôles des produits en aromathérapie sont rigoureux afin d'éviter les falsifications. Il faut veiller à conserver les huiles essentielles (18 mois au maximum) à l'abri de la lumière, de l'air et de la chaleur.

Elles possèdent des propriétés remarquables : elles stoppent la prolifération microbienne et ont des actions antivirales. Comme elles sont très concentrées, elles sont souvent toxiques. Certaines peuvent provoquer des convulsions à haute dose ; d'autres peuvent être agressives pour les muqueuses digestives et d'autres ne doivent être en aucun cas appliquées sur la peau.

Elles nécessitent une posologie bien adaptée pour prévenir tout risque de toxicité. Il est donc important de les utiliser avec précaution. Le conseil d'un spécialiste est indispensable.

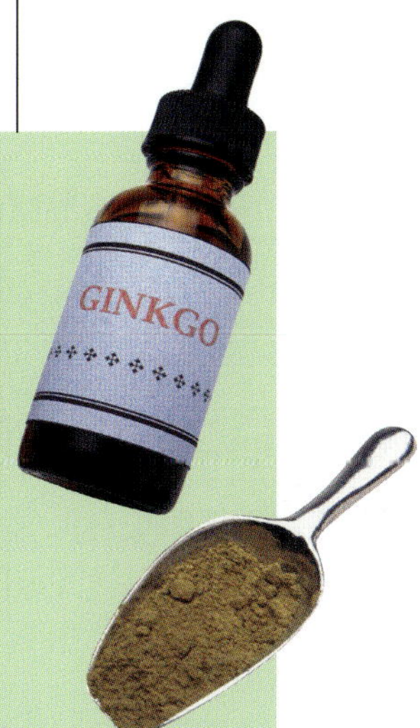

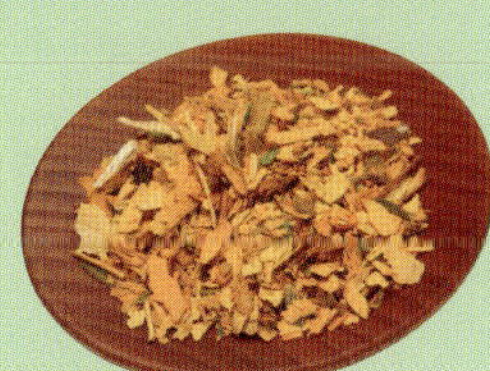

Cette présentation des différentes formes galéniques n'est pas exhaustive. D'autres formes dérivées des précédentes – extraits divers (extraits fluides par exemple), comprimés, etc. – peuvent être aussi utilisées à condition de se conformer à la posologie conseillée.

Tout au long de l'ouvrage, les plantes vous sont proposées en gélules. Cette forme galénique est la plus pratique à utiliser et la plus demandée. Cependant, vous pourrez éventuellement en utiliser d'autres sur le conseil d'un pharmacien spécialisé qui saura adapter la posologie (nombre de prises par jour, durée du traitement, quantité par prise).

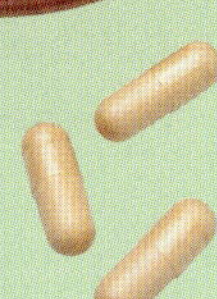

Il est nécessaire d'absorber les médicaments avec de l'eau en quantité suffisante ou mieux, avec une tisane qui va en renforcer l'effet, ce qui va améliorer la mise à disposition des principes actifs dans l'organisme et donc l'efficacité du traitement.

52 PLANTES POUR SOIGNER VOS MAUX QUOTIDIENS

EMBELLIR LA PEAU

MAGNIFIER LA FEMME

OUVRIR L'APPÉTIT

SOULAGER RHUMATISMES ET TROUBLES ARTICULAIRES

AMPLIFIER LA RESPIRATION

APAISER LES TROUBLES URINAIRES

FLUIDIFIER LE SANG

AFFINER LA SILHOUETTE

ÉTEINDRE L'INSOMNIE

GOMMER LA FATIGUE

RÉGULER DIGESTION ET TRANSIT

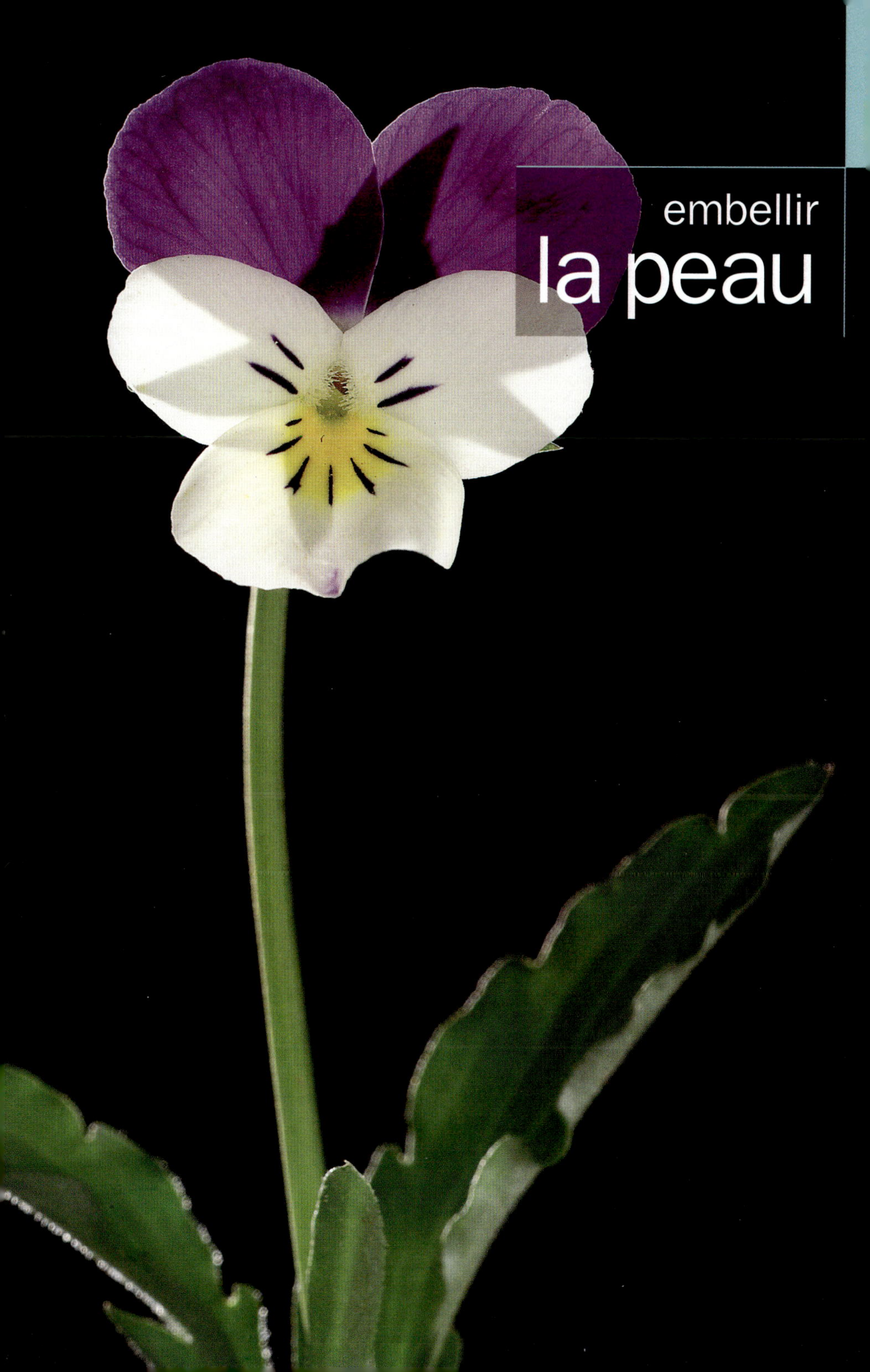
embellir
la peau

LA PENSÉE SAUVAGE

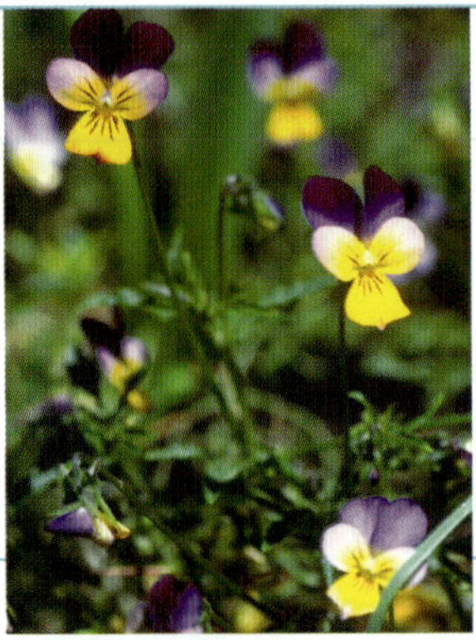

Nom latin : *Viola tricolor*
Nom anglais : *Wild pansy*
Famille : *Violacées*
Partie utilisée : *parties aériennes fleuries*

PRINCIPES ACTIFS
La plante est riche en flavonoïdes, en saponosides, en mucilages et vitamine E.

La pensée sauvage, commune dans les endroits incultes, est cultivée pour l'herboristerie. Plante annuelle de la famille des violettes, elle possède de ravissantes fleurs souvent blanches et jaunes.

Ce qu'elle peut faire pour vous

Grâce à sa richesse en flavonoïdes, la pensée sauvage possède d'intéressantes propriétés dépuratives et purifiantes sur la peau. La présence de saponosides favorise l'élimination des toxines au niveau des reins et du foie. Les mucilages quant à eux, ont un effet bénéfique sur le transit intestinal qu'ils régulent. La vitamine E a des propriétés antioxydantes. Elle permet de lutter contre les radicaux libres responsables du vieillissement. Elle complète efficacement les effets bénéfiques sur la peau.

Contre-indications et précautions d'emploi

La poudre ou l'extrait sec de pensée sauvage ne présente pas de toxicité. Cependant, étant dépurative, elle draine la peau, ce qui peut « faire ressortir » les boutons d'acné par exemple, au début du traitement.

Comment l'utiliser

2 gélules de poudre le matin, avec un grand verre d'eau ou de tisane, et 2 le soir au coucher en cure de vingt jours par mois.

Avec quoi l'associer

Son association à la bardane donne de bons résultats dans le traitement des affections de la peau liées à une insuffisance d'élimination. On peut l'associer à des antioxydants par voie orale (vitamines C et E, sélénium, caroténoïdes).

POUR EN SAVOIR PLUS ► La pensée sauvage est à la fois fébrifuge, antispasmodique (adjuvant de la composante douloureuse des colites spasmodiques), cicatrisante, mais surtout dépurative (action sur l'acné, eczéma, psoriasis...).

LA BARDANE

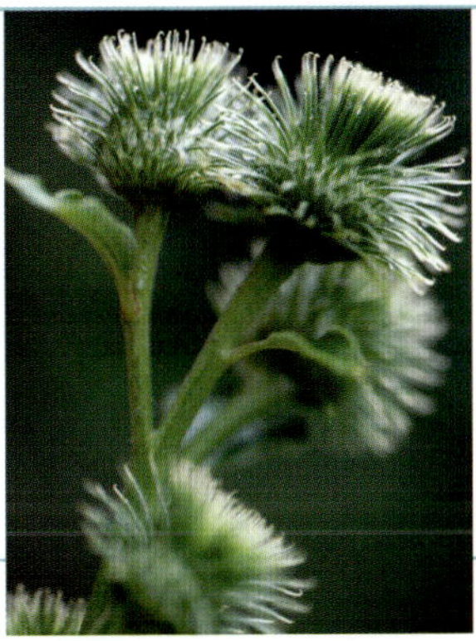

Nom latin : *Arctium lappa*
Nom anglais : *Burdock*
Famille : *Astéracées*
Partie utilisée : *racine*

PRINCIPES ACTIFS
La racine est riche en polyènes et acides phénols qui déterminent l'activité thérapeutique.

Son utilisation pendant des siècles, en médecine populaire, contre la teigne lui a valu le nom « d'herbe aux teigneux ». Le succès médicinal de la bardane date de l'antiquité. Il ne s'est jamais démenti au cours des siècles. On raconte qu'elle aurait guéri le roi Henri III d'une grave maladie de peau. Cette plante bisannuelle, robuste des régions tempérées est très commune dans les clairières. Elle possède une racine allongée caractéristique.

Ce qu'elle peut faire pour vous

La bardane est une plante remarquable pour soigner les problèmes de peau : acné, eczéma, furoncles, psoriasis. Elle agit comme purifiant et dépuratif grâce à ses acides phénols qui favorisent l'élimination des toxines au niveau du foie et des reins. De plus les polyènes contenus dans la racine sont antibactériens et antifongiques (c'est-à-dire actifs contre les champignons cutanés), ce qui renforce l'action dépurative.

Contre-indications et précautions d'emploi

La plante ne présente pas de toxicité **si l'on se conforme à la posologie.** Mais, en début de traitement, elle semble aggraver les symptômes car son effet drainant au niveau de la peau fait « sortir les boutons ». Poursuivez le traitement qui sera à terme d'une grande efficacité et utilisez-la régulièrement.

Comment l'utiliser

2 gélules de poudre au réveil avec un grand bol de tisane et 2 le soir au coucher.

Avec quoi l'associer

Elle est souvent associée à la pensée sauvage pour son action synergique sur la peau.

POUR EN SAVOIR PLUS ► La racine de bardane est utilisée par voie orale ou locale dans le traitement des furonculoses, panaris, plaies variqueuses, abcès. La plante facilite les fonctions d'élimination, ce qui permet d'entreprendre un traitement de terrain, bénéfique dans ces pathologies.

LA BOURRACHE

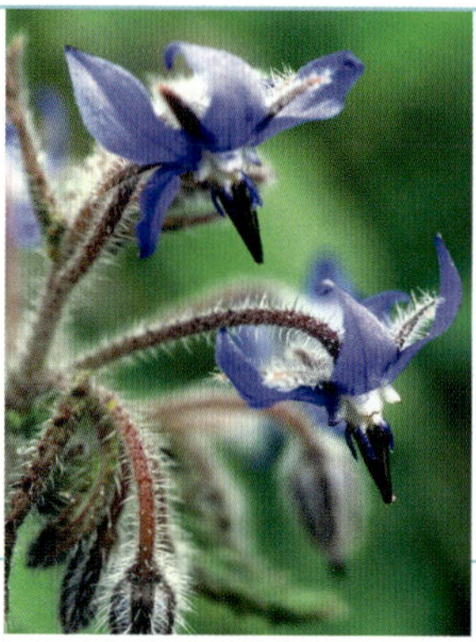

Nom latin: *Borago officinalis*
Nom anglais: *Borage*
Famille: *Boraginacées*
Partie utilisée: *fleur, sommité fleurie, graine (huile)*

PRINCIPES ACTIFS
La fleur est riche en substances minérales et en mucilages. Les graines contiennent une huile extraite par première pression à froid, riche en acides gras polyinsaturés et en particulier en acide gammalinolénique.

Cette plante aux magnifiques fleurs en forme d'étoile d'un bleu céleste est originaire des régions méditerranéennes, d'Espagne, de Turquie et de Syrie.

Ce qu'elle peut faire pour vous

Les sommités fleuries ont des propriétés diurétiques et adoucissantes. L'huile de bourrache, absorbée par voie orale, lutte efficacement contre le dessèchement cutané à l'origine du vieillissement prématuré de la peau. La peau bien nourrie devient plus souple, plus douce.

Contre-indications et précautions d'emploi

Les fleurs et sommités fleuries doivent être utilisées avec précaution car elles peuvent présenter une certaine toxicité. Les capsules d'huile de bourrache par voie orale peuvent être utilisées sans contre-indication à condition d'en respecter la posologie. Pour une application sur la peau, utiliser de préférence l'huile en capsule car elle est ainsi préservée de l'oxydation.

Comment l'utiliser

1 capsule matin et midi au moment des repas (pour les adultes).
1 capsule par jour pour les enfants.
Vous pouvez aussi percer la capsule et faire pénétrer l'huile sur la peau du visage ou du corps y compris sur la peau des bébés.

Avec quoi l'associer

Les capsules d'huile de bourrache peuvent être associées aux autres plantes de la peau comme l'ortie qui a une action reminéralisante ou aux gélules de levure de bière, riches en vitamines du groupe B.

POUR EN SAVOIR PLUS ► L'huile de graine de bourrache est riche en acides gras insaturés qui jouent un rôle fondamental de précurseur des eicosanoïdes et de constituants membranaires. Elle est donc indiquée dans la prévention du vieillissement cutané mais aussi dans le traitement des eczémas y compris l'eczéma atopique du nourrisson, avec beaucoup d'efficacité. Elle est parfois indiquée dans les cas de dermatite atopique. En outre elle est utilisée dans certaines maladies rhumatismales et dans la colite ulcérative.

L'ORTIE

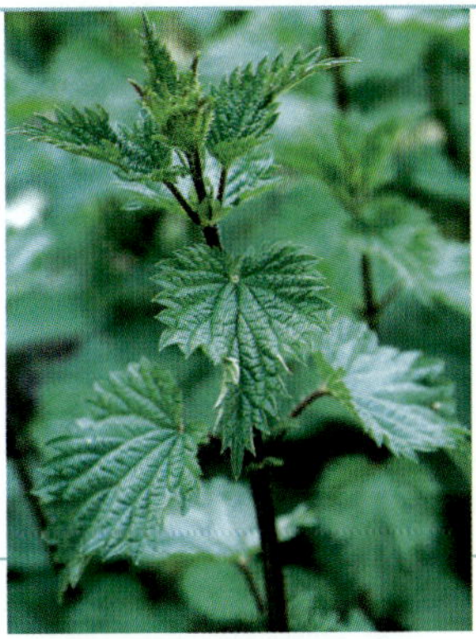

Nom latin : *Urtica Dioica*
Nom anglais : *Common nettle*
Famille : *Urticacées*
Partie utilisée : *racine, parties aériennes*

PRINCIPES ACTIFS
L'action bénéfique de la racine est due à la présence de stérols, notamment de bêta-sitostérol. Les parties aériennes apportent vitamines (B2, B5, acide folique...), minéraux (cuivre, zinc, silicium), acides aminés essentiels et protéines.

Plante commune en France, les racines et parties aériennes de l'ortie sont d'un grand intérêt en phytothérapie.

Ce qu'elle peut faire pour vous

De nombreuses études sur la racine d'ortie ont mis en évidence son action sur les troubles urinaires entraînés par l'adénome bénin de la prostate.
Riches en vitamines, en silice, et en zinc, les parties aériennes traitent efficacement les ongles cassants, la chute de cheveux, mais aussi l'acné grâce à l'effet anti-inflammatoire du zinc. Par ailleurs, par leur effet reminéralisant, elles agissent favorablement sur les cartilages des personnes atteintes d'arthrose ou de rhumatismes.

Contre-indications et précautions d'emploi

La racine d'ortie est réservée à l'homme adulte.
Les parties aériennes peuvent être utilisées par chacun, y compris les adolescents et les enfants (acné, lutte contre la fatigue). Cependant, les poils urticants des feuilles sont allergisants et si vous préparez une infusion, pensez à filtrer avant consommation.

Comment l'utiliser

Racine : 1 gélule, 3 fois par jour (homme adulte).
Parties aériennes : le matin, 2 gélules pour les adultes (à partir de 15 ans) et 1 gélule pour les enfants.

Avec quoi l'associer

La racine peut être associée aux capsules d'huile de pépin de courge dans la prévention et le traitement de l'hypertrophie bénigne de la prostate. Les gélules de parties aériennes d'ortie sont souvent associées à des capsules d'huile de bourrache et des gélules de bardane (pour traiter les affections de la peau).

POUR EN SAVOIR PLUS ► La racine d'ortie diminue fortement la nycturie, réduit le résidu post-mictionnel et le volume prostatique. Quant aux parties aériennes, elles ont une action reminéralisante et antianémique, améliorant l'état général et en particulier celui de la peau et des phanères.

magnifier
la femme

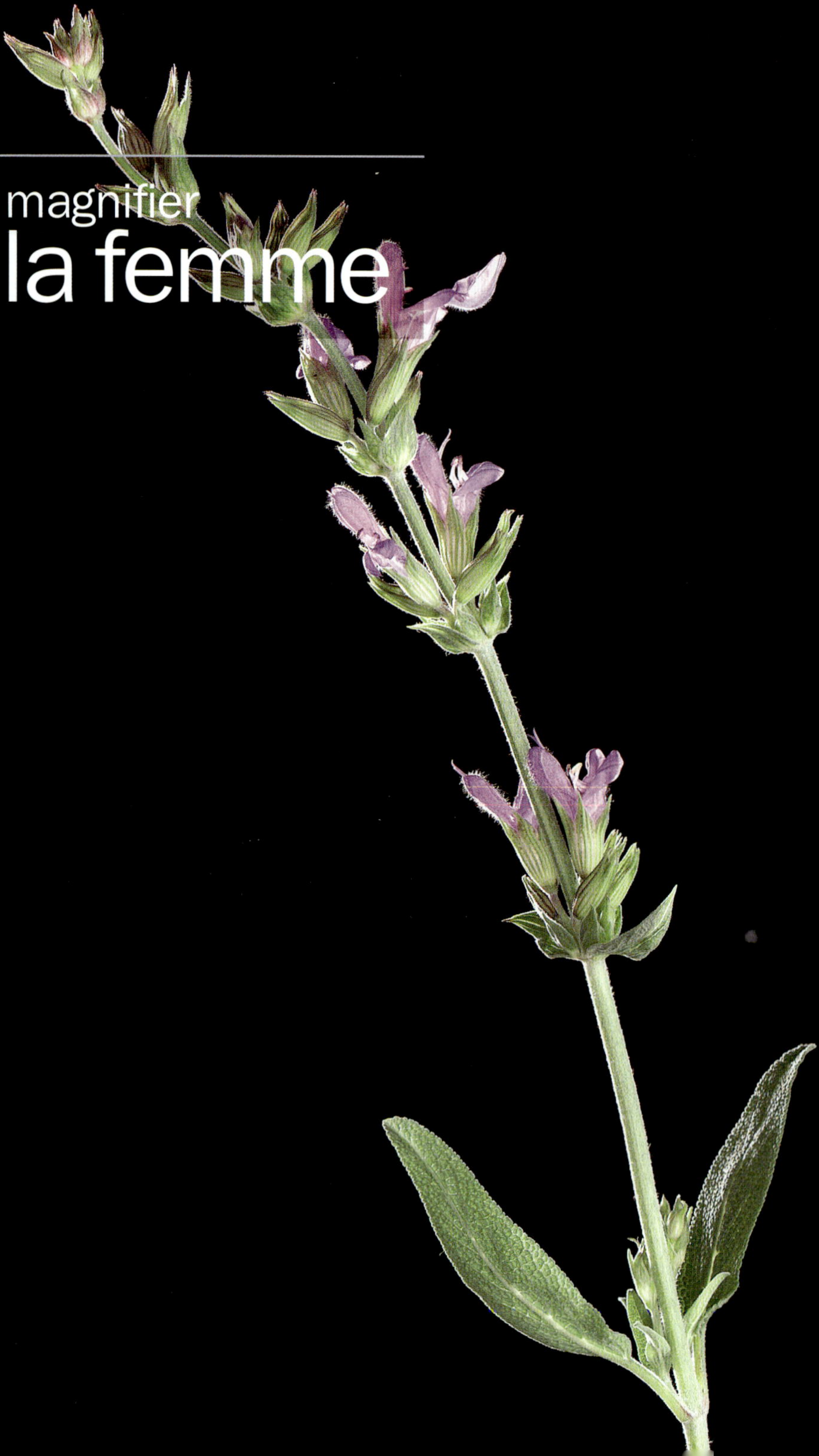

L'ARMOISE

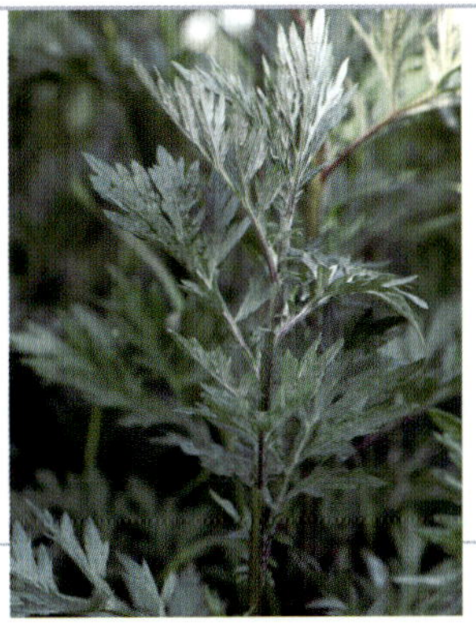

Nom latin : *Artemisia vulgaris*
Nom anglais : *Mugwort*
Famille : *Astéracées*
Partie utilisée : *sommités fleuries*

PRINCIPES ACTIFS
Les tiges fleuries renferment des polyines et des flavonoïdes. L'huile essentielle a une composition variable selon sa provenance. Elle contient des thuyones, du cinéole et un peu de camphre.

L'armoise est une plante herbacée à feuilles très découpées et à fleurs tubulées jaunes. Elle est très répandue dans toute la zone tempérée de l'hémisphère nord. C'est une plante mythique dédiée à la déesse Arthémis, protectrice des vierges et des femmes malades. « Quiconque connaît les vertus de l'armoise en met dans sa chemise » disait le dicton populaire. Hippocrate avait d'ailleurs pour coutume de conseiller la plante pour lutter contre les symptômes liés au cycle menstruel.

Ce qu'elle peut faire pour vous

Prise régulièrement pendant la deuxième moitié du cycle, l'armoise permet de lutter contre le syndrome prémenstruel c'est-à-dire l'ensemble des troubles affectant la femme pendant la semaine précédant les règles (rétention d'eau, prise de poids, gonflement des seins, irritabilité...). La plante sera aussi conseillée chez les femmes présentant un cycle irrégulier ou ayant des règles peu abondantes. En outre, la plante peut également être conseillée en cas de digestion difficile ou de spasmes digestifs.

Contre-indications et précautions d'emploi

L'huile essentielle contient une thuyone toxique pour le système nerveux. **Elle fait partie du monopole du pharmacien et nécessite une prescription médicale.** Elle ne doit pas être utilisée chez l'enfant de moins de 7 ans ni chez la femme enceinte. La poudre de plante, quant à elle, peut être utilisée sans danger, en se conformant à la posologie.

Comment l'utiliser

Du 14ᵉ jour au 28ᵉ jour du cycle, prendre 1 gélule de poudre de plante matin, midi, et soir avant les repas.

Avec quoi l'associer

L'armoise peut être associée avec des capsules d'huile d'onagre en cas de syndrome prémenstruel.
On peut aussi l'associer à la vitamine B6 (5 à 50 mg/j) qui sera prescrite par le médecin.

L'ONAGRE

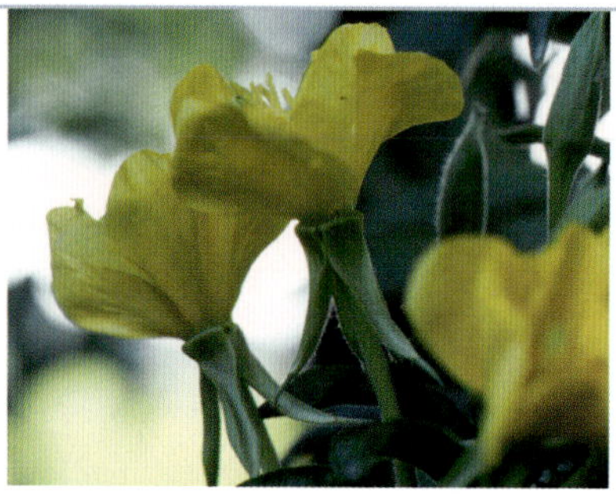

Nom latin : *Oenothera biennis*
Nom anglais : *Evening primrose*
Famille : *Onagracées*
Partie utilisée : *graine (huile de)*

PRINCIPES ACTIFS
L'huile est extraite des graines par première pression à froid. Elle est très riche en acides gras essentiels (A.G.E.) : elle renferme 72 % d'acide linoléique et 10 % d'acide gammalinolénique.

Originaire d'Amérique du Nord, la plante est cultivée pour la production de ses graines. L'onagre est une plante à fleurs jaunes qui s'accumule dans les régions tempérées.

Ce qu'elle peut faire pour vous

L'acide gammalinolénique est un précurseur des prostaglandines, substances qui agissent au niveau du cycle menstruel. Les études cliniques ont montré que l'huile d'onagre prise pendant la deuxième moitié du cycle, diminue nettement le syndrome prémenstruel en agissant sur ses diverses manifestations : dépression, irritabilité, tension mammaire, douleurs abdominales, rétention d'eau, maux de tête. L'huile d'onagre est également efficace au niveau cardiovasculaire. En effet, elle a une action régulatrice sur le taux de cholestérol sanguin, la tension artérielle, et la fluidité du sang.

Contre-indication et précautions d'emploi

À ma connaissance, il n'y a pas de contre-indications. **Cependant, il est déconseillé de dépasser les doses prescrites sans avis médical.**

Comment l'utiliser

Prendre 1 capsule d'huile d'onagre matin, midi et soir, 14 jours par mois, pendant la deuxième moitié du cycle.

Avec quoi l'associer

L'huile d'onagre peut être associée à des gélules d'armoise afin de lutter contre le syndrome prémenstruel (une de chaque, matin, midi et soir, 14 jours par mois). La vitamine B6 (5 à 50 mg/j) apparaît efficace, mais un suivi médical est nécessaire.

LA SAUGE

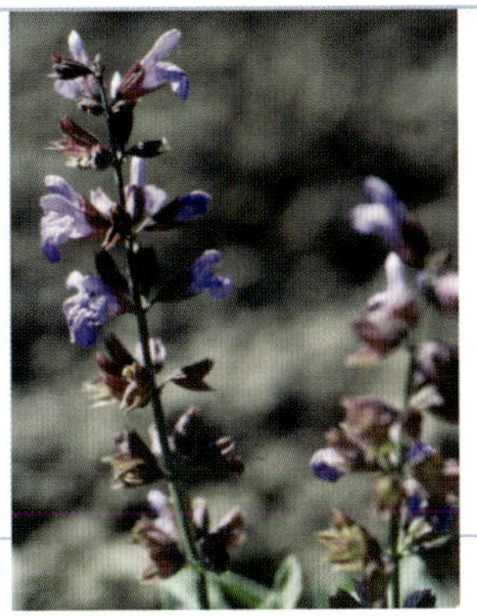

Nom latin : *Salvia officinalis*
Nom anglais : *Garden true sage*
Famille : *Lamiacées*
Partie utilisée : *feuille*

PRINCIPES ACTIFS
La fleur de sauge est riche en flavonoïdes, en phytoestrogènes (hormones végétales) et en huile essentielle qui lui donne sa saveur chaude et son odeur rude.

Élevée au rang de plante sacrée dans la Grèce et la Rome antique, la sauge (du latin salvare *: sauver) était considérée comme un remède de base aux propriétés multiples. Son prestige est resté immense depuis des siècles : c'est l'*herba sacra *des Latins. Cette plante vivace est originaire de la Méditerranée orientale. Préférant les terrains chauds et calcaires, elle est spontanée et cultivée dans tout le bassin méditerranéen, de l'Espagne à la Turquie et en Afrique du Nord.*

Ce qu'elle peut faire pour vous

Elle augmente la sécrétion biliaire et « relaxe » les muscles de l'estomac et des intestins. Elle est donc d'une grande efficacité dans les troubles digestifs : fermentations intestinales, spasmes gastriques, digestion lente et difficile. Grâce à la présence de phytoestrogènes, c'est surtout la plante de la femme. Elle régularise la menstruation, atténue les douleurs des règles et les bouffées de chaleur liées à la ménopause tout en diminuant le risque d'ostéoporose. L'huile essentielle diminue la transpiration excessive en période de ménopause.

Contre-indications et précautions d'emploi

L'huile essentielle prise par voie orale est contre-indiquée aux enfants et aux femmes enceintes car elle contient des principes actifs neurotoxiques. **Elle fait d'ailleurs partie du monopole du pharmacien et ne peut être vendue en dehors de l'officine.**

Comment l'utiliser

Il est conseillé de prendre 1 gélule de poudre de sauge midi et soir au moment des repas (20 jours par mois). Quant à l'huile essentielle, il est conseillé de l'utiliser dans le bain après l'avoir diluée dans de l'alcool, ce qui permettra de traiter la transpiration excessive (5 g d'huile essentielle dans 60 ml d'alcool soit 2 cuillères à soupe dans un bain chaud).

Avec quoi l'associer

La plante peut être associée au soja qui contient aussi des phytoestrogènes et qui est à conseiller dans la première moitié du cycle ou en période de ménopause.

LE SOJA

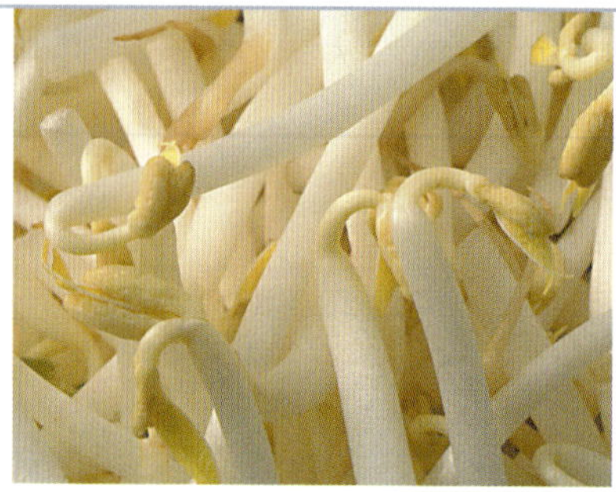

Nom latin : *Glycine Max ou Soja Max*
Nom anglais : *Soybean*
Famille : *Papilionacées*
Partie utilisée : *graine*

PRINCIPES ACTIFS
Les graines sont nutritives et fortement oléagineuses. Elles sont riches en protides dont une caséine, en huile, en lécithine et en phytoestrogènes.

Originaire de Chine, le soja fut introduit en Europe au début du XVIIIe siècle. Lorsque les Européens arrivèrent en Extrême-Orient pour faire le commerce des épices, les Hollandais avaient seuls la permission de faire du trafic avec le Japon. Ils achetèrent alors la formule d'une sauce appelée Sho-Ju. Comme dans leur langue le son « ch » n'existe pas et le son y s'écrit j, on a écrit le mot « soja ».

Ce qu'elle peut faire pour vous

La graine de soja est un aliment riche en protéines et phosphore et peut se substituer de temps en temps aux protéines d'origine animale. La pression de ses graines donne un liquide épais et doré, mélange d'huile et de lécithine que l'on sépare par décantation. La lécithine de soja riche en acides gras essentiels va fixer de manière sélective le cholestérol, favorisant ainsi son élimination. Elle prévient l'athérosclérose. Mais surtout, la graine de soja est riche en phytoestrogènes, des molécules proches des hormones féminines. Elles offrent une alternative naturelle aux femmes ménopausées. Elles diminuent les bouffées de chaleur, la rétention d'eau, la sécheresse vaginale, l'ostéoporose.

Contre-indications et précautions d'emploi

Cette plante consommée depuis longtemps par les populations asiatiques est sans danger. Cependant, les femmes qui vont l'utiliser comme substitut hormonal doivent en parler à leur médecin **(le soja est contre-indiqué avec certains anticancéreux comme le tamoxifène).**

Comment l'utiliser

Cholestérol : prendre 1 gélule de poudre de lécithine matin, midi et soir au repas par cure de 20 jours. Ménopause : prendre 35 mg à 70 mg d'isoflavones de soja par jour en 2 prises de préférence à partir de la ménopause confirmée.

Avec quoi l'associer

Vous pouvez l'associer à d'autres plantes à action œstrogènique comme la sauge, toujours après avis du praticien.

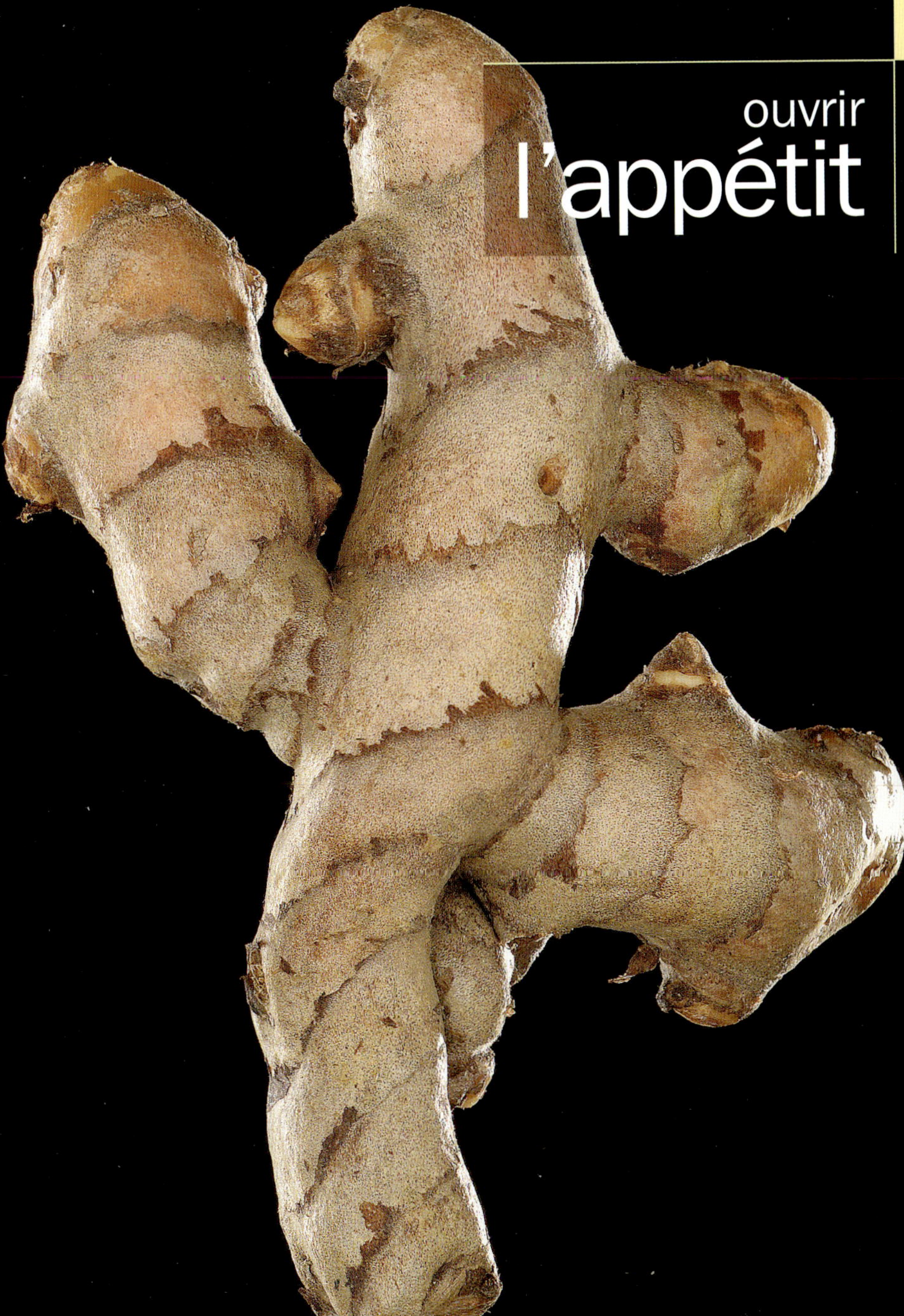

ouvrir
l'appétit

LE CURCUMA

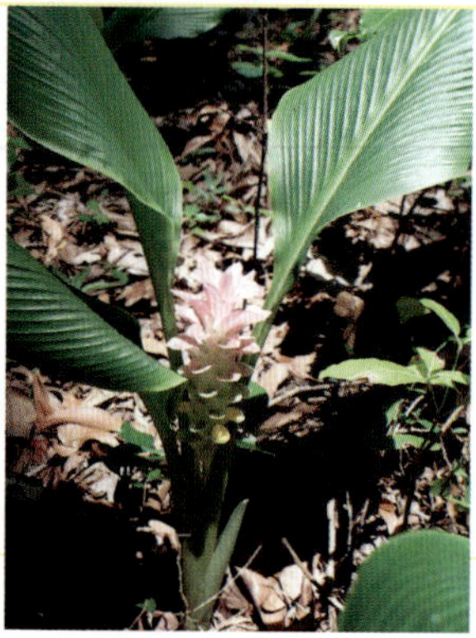

Nom latin : *Curcuma longa*
Nom anglais : *Turmeric*
Famille : *Zingiberacées*
Partie utilisée : *rhizome*

PRINCIPES ACTIFS
La plante est riche en huile essentielle et pigments phénoliques : les curcuminoïdes.

Plante cultivée dans l'ensemble de l'Asie tropicale depuis fort longtemps, elle est aujourd'hui importée principalement de l'Inde, de la Chine ou de l'Indonésie. C'est une grande plante à fleurs jaune pâle regroupées en épi. En hiver, on arrache son rhizome, on le sèche et on le réduit en poudre pour l'utiliser traditionnellement dans l'alimentation qu'il colore en jaune (le riz par exemple).

Ce qu'elle peut faire pour vous

Le curcuma est riche en huile essentielle qui empêche le développement de nombreux micro-organismes (action bactériostatique). Il a une action anti-inflammatoire. Il abaisse le taux de cholestérol total et celui des triglycérides. Mais la plante améliore surtout la sécrétion et l'excrétion de la bile au niveau de l'intestin. Elle va stimuler l'appétit et est donc conseillée dans les périodes de convalescence.

Contre-indications et précautions d'emploi

On ne connaît pas à ce jour de contre-indications, la plante étant utilisée dans l'alimentation depuis très longtemps.

Comment l'utiliser

La posologie conseillée est une gélule matin, midi et soir avant les repas, en particulier chez des personnes qui ont peu d'appétit et qui souhaitent prendre du poids.

Avec quoi l'associer

Il est important d'enrichir l'alimentation en gardant l'équilibre : lipides, glucides, protides. Le curcuma peut être associé au fenugrec qui complète son action.

POUR EN SAVOIR PLUS ► La plante a aussi une action anti-inflammatoire liée à une inhibition des prostaglandines et des leucotriènes. De plus, elle fluidifie le sang. Mais c'est son action cholérétique et hépatoprotectrice qui permet de traiter les troubles digestifs d'origine hépatique et de stimuler l'appétit.

LE FENUGREC

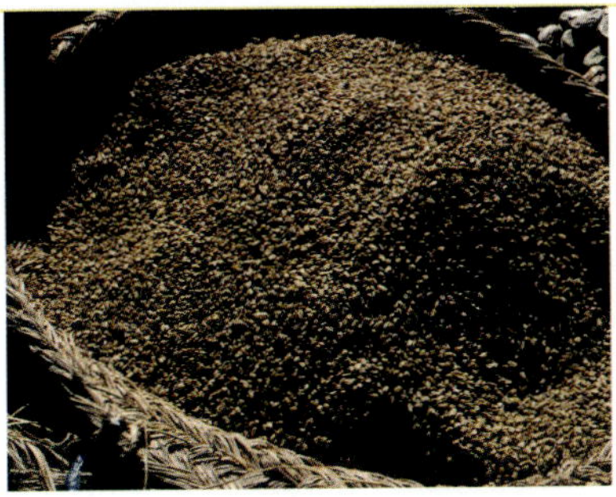

Nom latin : *Trigonella foenum-graecum L*
Nom anglais : *Fenugreek*
Famille : *Poacées*
Partie utilisée : *grain*

PRINCIPES ACTIFS
Ses graines de couleur fauve contenues dans des gousses sont riches en protéines (30 %), en lipides et en sapogénines.

Le fenugrec est une petite plante annuelle qui pousse en Inde, au Pakistan, en Afrique du Nord et dans les garrigues du midi. L'emploi du fenugrec comme plante médicinale est connu depuis l'Antiquité. Ramené d'Asie mineure au IXe siècle, ses graines portent le surnom de « graines joyeuses » et sont souvent employées chez les femmes désireuses d'acquérir des formes harmonieuses.

Ce qu'elle peut faire pour vous

Les principes actifs de la plante vont stimuler l'appétit des personnes ayant du mal à s'alimenter. La plante va donc faciliter la prise de poids en cas de maigreur excessive en particulier au niveau du buste. Le fenugrec est aussi utilisé par les « body-buildeurs » qui cherchent à accroître leur masse et leur volume musculaire. Il régule également le taux d'insuline, l'hormone régulatrice du taux de sucre dans le sang. Par conséquent, le fénugrec est conseillé en accompagnement du traitement et du régime chez les diabétiques non insulino-dépendant et n'ayant pas d'excès de poids.

Contre-indications et précautions d'emploi

La plante est **déconseillée chez les personnes ayant un excès de poids.**

Comment l'utiliser

1 à 2 gélules de poudre ou d'extrait sec avant chaque repas.

Avec quoi l'associer

Dans le cadre d'une prise de poids, elle peut être associée au curcuma, mais aussi à des plantes sédatives (aubépine, passiflore) quand la perte de poids ou le manque d'appétit est lié au stress.

POUR EN SAVOIR PLUS ► Dans les protides de la plante, on a trouvé une globuline, 2 albumines, un nucléoprotéide et une grande richesse en phosphore et fer organique. Les graines augmentent le nombre de globules rouges, facilitent l'assimilation des protéines et réduisent l'élimination du phosphore. De plus elles facilitent la lactation et sont donc recommandées aux mamans souhaitant allaiter.

soulager

rhumatismes et troubles articulaires

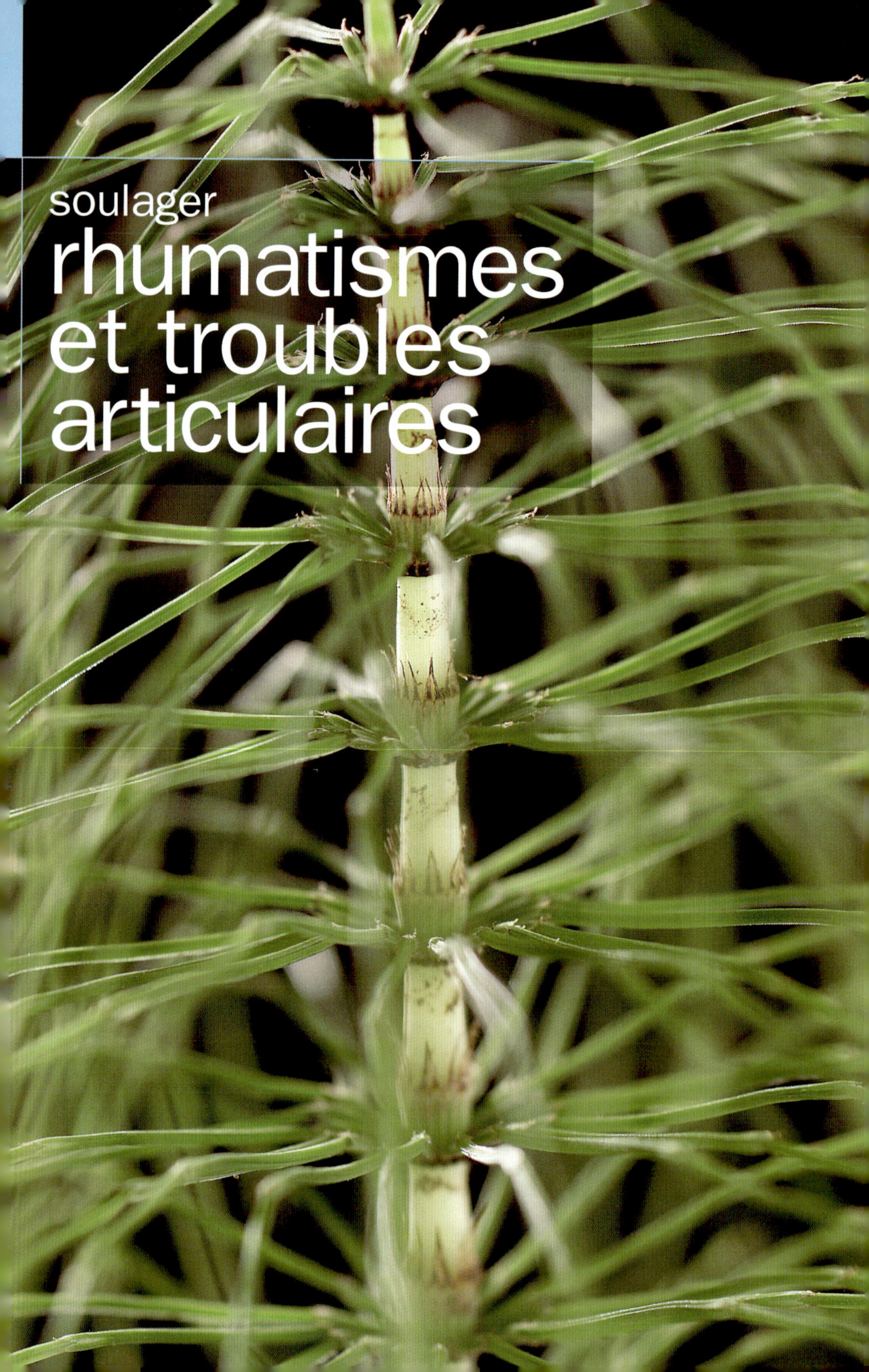

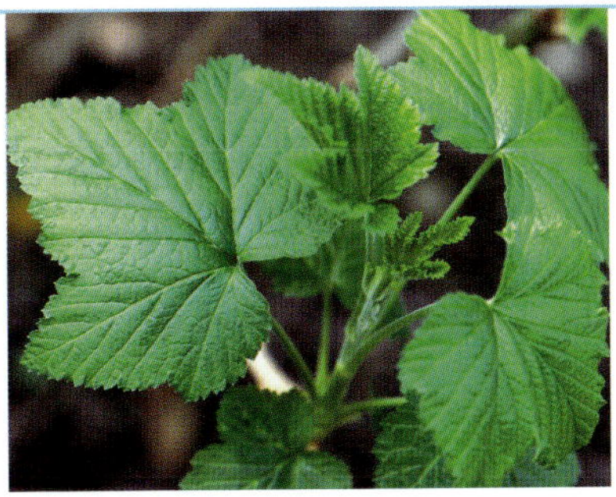

LE CASSIS

Nom latin: *Ribes nigrum*
Nom anglais: *Blackcurrant*
Famille: *Grossulariacées*
Partie utilisée: *feuille, fruit, huile de pépins*

PRINCIPES ACTIFS
Les feuilles de cassis sont riches en flavonoïdes (rutoside et hyperoside), tanins de catéchol et vitamine C. Le fruit est riche en anthocyanosides. Quant à l'huile extraite à froid des pépins du cassis, elle est riche en acides gras essentiels polyinsaturés.

Le cassis est spontané dans le nord et le centre de l'Europe ainsi qu'en Asie septentrionale. Il est cultivé pour ses baies parfumées en Bourgogne et dans plusieurs pays d'Europe centrale. Ses fruits entrent dans la fabrication de la célèbre liqueur. Quant aux feuilles, elles sont connues depuis longtemps pour leurs propriétés anti-rhumatismales et diurétiques.

Ce qu'elle peut faire pour vous

Grâce à leurs propriétés anti-rhumatismales et anti-inflammatoires, les feuilles de cassis agissent efficacement en cas de manifestations articulaires douloureuses aiguës ou chroniques (dites rhumatismales), notamment dans les douleurs dues à l'arthrose. Elles facilitent également l'élimination urinaire des déchets (toxines, acide urique). Le fruit du cassis agira efficacement sur les veines en diminuant leur perméabilité et en augmentant leur résistance. Il sera donc conseillé pour soulager les jambes lourdes et celles qui gonflent le soir. L'huile de pépins de cassis est utilisée pour des problèmes de peau sèche ou d'eczéma.

Contre-indications et précautions d'emploi

Les trois parties de la plante ne présentent pas de toxicité **à condition de respecter la posologie.**

Comment l'utiliser

Feuilles de cassis: 1 gélule de poudre 3 fois par jour au moment des repas.
Baies de cassis: 1 gélule matin et soir 20 jours par mois (2 mois).
Huile de pépins de cassis: 2 capsules le matin par cure de 10 jours.

Avec quoi l'associer

Les feuilles de cassis peuvent être associées à l'harpagophytum pour soulager vos rhumatismes douloureux.
Les baies de cassis peuvent être associées à la vigne rouge ou au fragon pour soulager les jambes lourdes.
L'huile de pépins de cassis peut être associée aux capsules d'huile de bourrache pour hydrater les peaux sèches ou prévenir le vieillissement cutané.

L'HARPAGOPHYTUM

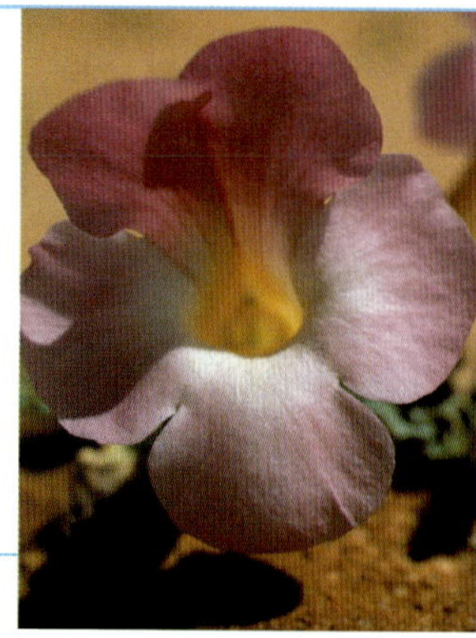

Nom latin : *Harpagophytum procumbens*
Nom anglais : *Devil's claw*
Famille : *Pédaliacées*
Partie utilisée : *racine secondaire tubérisée*

PRINCIPES ACTIFS
Les racines secondaires d'harpagophytum sont riches en harpagoside et procumbine responsables de l'activité de la plante.

Depuis les âges les plus reculés, les sorciers africains utilisaient l'harpagophytum pour soigner les maux les plus divers. La plante doit son nom à ses fruits remarquables par leurs aiguillons terminés en crochets sur lesquels venaient s'accrocher les pattes des bovins et ovins condamnés alors à une danse « endiablée », d'où le nom de « griffe du diable » donné à la plante.

Ce qu'elle peut faire pour vous

Les principes actifs contenus dans la racine ont une action anti-inflammatoire et analgésique (contre la douleur). La plante est indiquée dans le traitement de l'arthrose, des rhumatismes et autres manifestations articulaires douloureuses. Elle améliore le confort, la mobilité et la souplesse articulaire sans provoquer de douleurs d'estomac. De plus, elle est réputée pour donner de bons résultats chez les sportifs (tendinites, douleurs articulaires dues à l'effort).

La racine d'harpagophytum favorise enfin l'élimination de l'acide urique et peut être utilisée dans le traitement de la goutte.

Contre-indications et précautions d'emploi

La plante utilisée à forte dose peut provoquer une diarrhée. Il faudra donc diminuer la dose. **Elle est réservée à l'adulte.**

Comment l'utiliser

En traitement d'attaque, 2 gélules 3 fois par jour.
En traitement d'entretien, 1 gélule 3 fois par jour.

Avec quoi l'associer

L'harpagophytum peut être associé à d'autres plantes anti-inflammatoires comme le cassis ou la vergerette du Canada, mais aussi à des plantes reminéralisantes comme la prêle. On peut aussi l'associer aux huiles de poisson (anti-inflammatoires) ainsi qu'aux vitamines C et E et à la glucosamine, qui préservent le cartilage.

LA PRÊLE

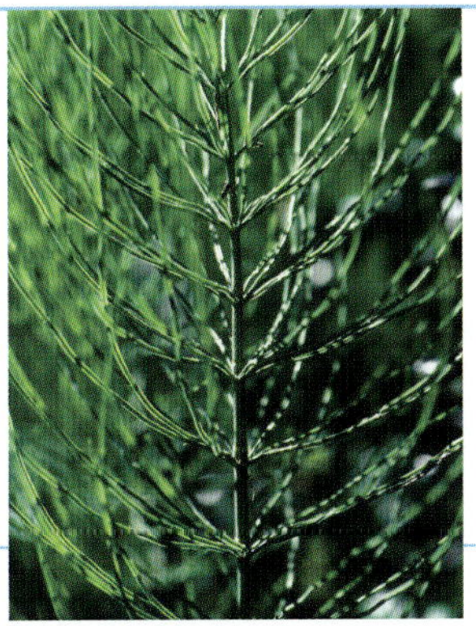

Nom latin : *Equisetum arvense*
Nom anglais : *Common horsetail*
Famille : *Équicétacées*
Partie utilisée : *parties aériennes stériles*

PRINCIPES ACTIFS
La partie active de la prêle renferme des saponosides et des sels de potassium. Mais c'est son extraordinaire richesse en silicium, en potassium et en oligo-éléments qui ont permis de mieux comprendre les mécanismes d'action de la plante.

*Des empreintes fossilisées dans les plus profondes couches minérales du globe sont là pour témoigner de l'existence des prêles, il y a plus de 250 millions d'années avant notre ère. Les tiges stériles portent de nombreuses ramifications faisant penser à une queue de cheval, d'où son nom latin equisetum (*equus*: cheval et *seta*: soie). Le genre equisetum est cosmopolite. La plante affectionne les sols humides, marécageux, argilo-siliceux d'où elle puise de très nombreux minéraux.*

Ce qu'elle peut faire pour vous

La prêle stimule la synthèse du collagène contenu dans les tissus osseux et conjonctif, ce qui favorise la reconstitution des cartilages au cours des maladies articulaires (rhumatismes, arthrose). La silice facilite également la consolidation des fractures. La plante améliore sensiblement la souplesse des tendons et aide à leur protection lors d'efforts sportifs soutenus (prévention du tennis elbow). Elle améliore l'élasticité de la peau : on peut l'utiliser pour prévenir les vergetures, ou encore retarder l'apparition des rides. Peau plus ferme mais aussi chevelure plus dense ! Enfin la plante a également une action diurétique. Elle est donc indiquée dans les cas d'obésité par rétention d'eau, par exemple.

Contre-indications et précautions d'emploi

Il faut bien utiliser la prêle des champs sans la confondre car les espèces voisines comme *Equisetum palustre* peuvent être toxiques. De plus, la prêle est toxique chez les herbivores comme le cheval.
Attention : cette plante est déconseillée chez les personnes trop minces ou ayant tendance à perdre facilement du poids.

Comment l'utiliser

La posologie conseillée est de 2 à 4 gélules par jour (20 jours par mois) pour l'adulte, et 1 gélule par jour pour l'enfant.

Avec quoi l'associer

Elle peut être associée à d'autres plantes reminéralisantes comme les parties aériennes de l'ortie ou la tige de bambou.

LA REINE DES PRÉS

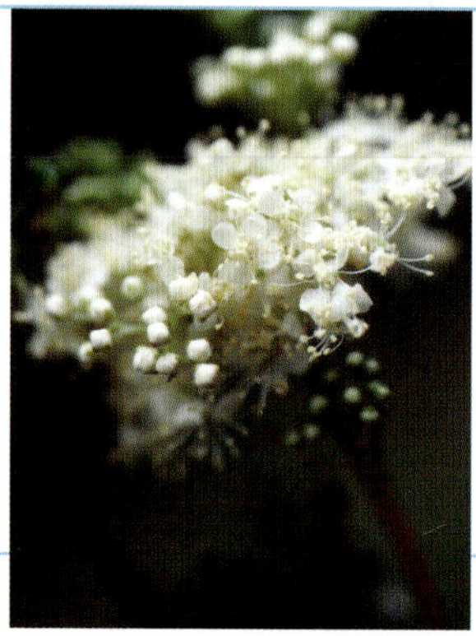

Nom latin : *Spirea ulmaria*
Nom anglais : *Meadowsweet*
Famille : *Rosacées*
Partie utilisée : *sommités fleuries*

PRINCIPES ACTIFS
L'action de la plante repose sur la présence dans ses sommités fleuries de flavonoïdes et surtout de dérivés salicylés.

Dans l'Antiquité, les Latins et les Grecs ne connaissaient la reine des prés que pour ses qualités ornementales. Ils fabriquaient des couronnes de ses rameaux flexibles dont ils couvraient la tête des Ophélies. Ce n'est qu'à la Renaissance que l'on découvre les vertus médicinales de cette plante au port majestueux. On disait d'elle « qu'elle était le remède miracle des douleurs de jointure ». Mais c'est Benoît en 1939 qui met en évidence, dans sa thèse, la présence de dérivés salicylés dans un extrait de reine des prés : « l'aspirine végétale » venait de naître. Reine des prés, saule blanc et gaultherie sont bien les ancêtres de l'aspirine, médicament le plus vendu dans le monde.

Ce qu'elle peut faire pour vous

Les principes actifs de la plante lui confèrent une action anti-inflammatoire et analgésique (contre la douleur) dans le traitement des manifestations articulaires douloureuses (rhumatismes, arthrose). Ces effets s'exercent de façon progressive, c'est pourquoi ils sont si bien tolérés. La plante permet ainsi de diminuer la prise d'anti-inflammatoires et d'antalgiques classiques plus agressifs pour le système digestif. La plante dilate également les vaisseaux, tonifie le cœur. Elle a une action diurétique ce qui justifie son indication dans l'amaigrissement car elle résorbe les œdèmes et combat la cellulite.

Contre-indications et précautions d'emploi

La plante ne présente pas de toxicité **si l'on respecte la posologie.**

Comment l'utiliser

Prendre 2 gélules le matin et le soir si besoin.

Avec quoi l'associer

Elle peut être associée avec d'autres plantes anti-inflammatoires comme l'harpagophytum ou le cassis.

POUR EN SAVOIR PLUS ► **Les dérivés salicylés présents dans la plante justifient son action anti-inflammatoire. Ainsi l'alcool salicylique est résorbé au niveau intestinal, oxydé en acide salicylique actif sur les phénomènes précoces de l'inflammation.**

amplifier la respiration

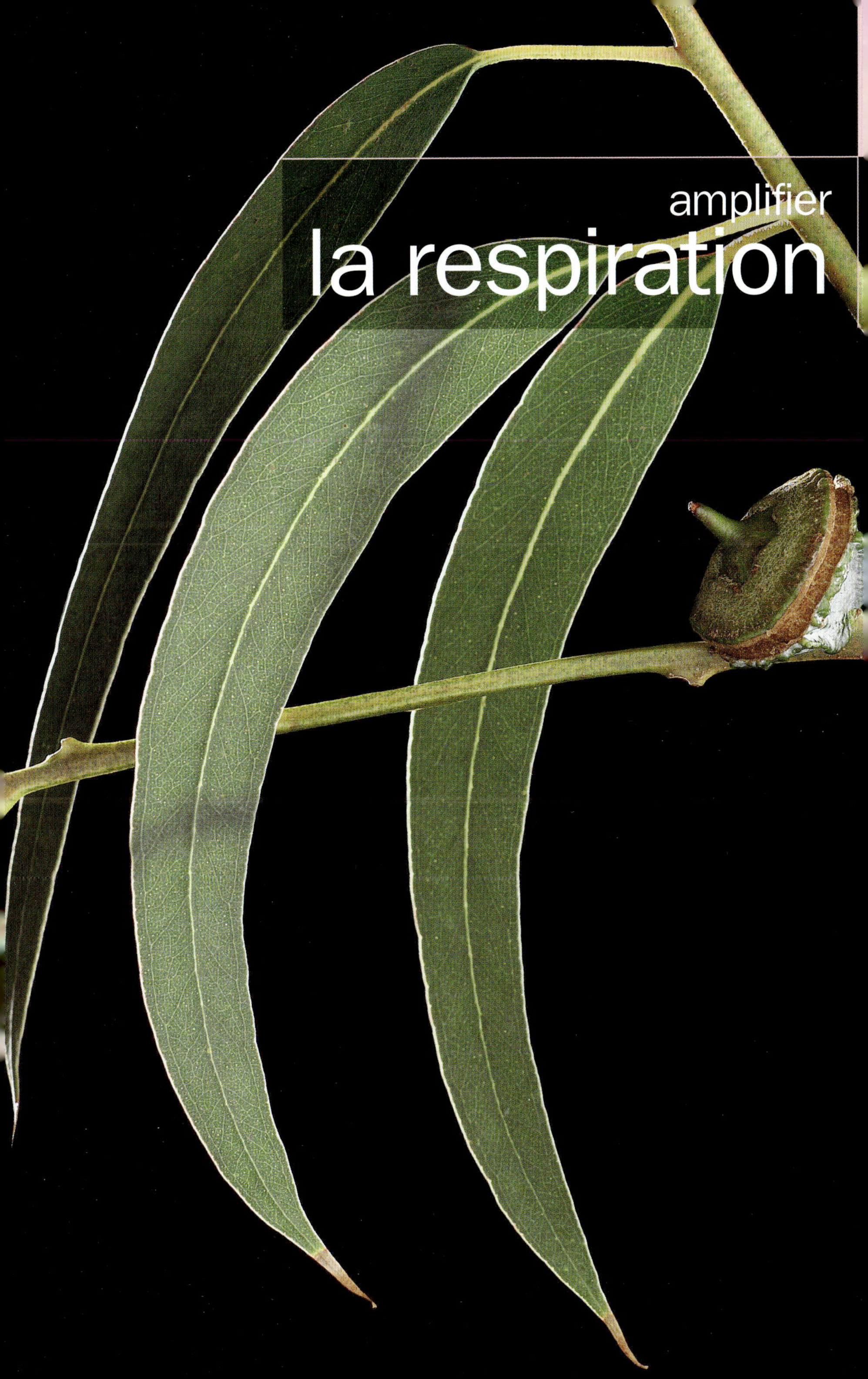

LE BOUILLON BLANC

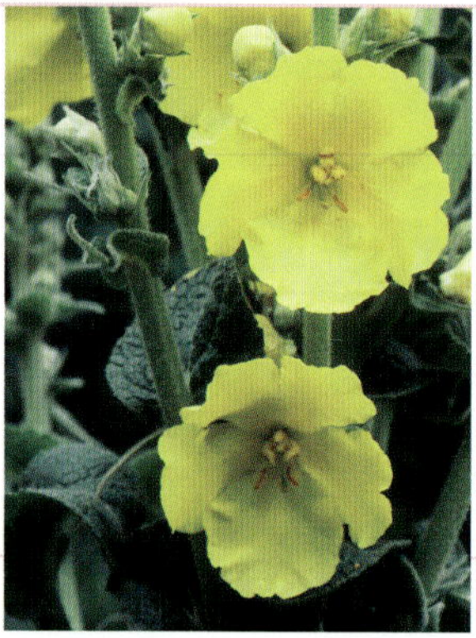

Nom latin : *Verbascum thapsus*
Nom anglais : *Great mullein*
Famille : *Scrofulariacées*
Partie utilisée : *fleur*

PRINCIPES ACTIFS
La fleur contient des iridoïdes, de l'aucuboside, du verbascoside et jusqu'à trois pour cent de mucilages.

Espèce eurasiatique poussant sur sols sablonneux, on trouve le bouillon blanc au bord des chemins, dans les décombres et sur les vieux murs. La plante duveteuse est parée de jolies fleurs jaunes dont l'odeur rappelle celle du miel.

Ce qu'elle peut faire pour vous

Les mucilages sont très adoucissants et les iridoïdes ont des propriétés anti-inflammatoires. C'est pourquoi la plante est utilisée avec succès dans les inflammations de la gorge. De plus, l'aucuboside à action anti-microbienne et analgésique complète l'action des mucilages dans le traitement des bronchites et des trachéites. Le bouillon blanc fait partie des plantes pectorales bien connues des pharmaciens, les six autres étant le coquelicot, la mauve, la guimauve, la violette, le tussilage et le pied de chat.

Contre-indications et précautions d'emploi

La plante ne présente pas de toxicité **si l'on se conforme à la posologie.** L'infusé (tisane obtenue par infusion) doit être soigneusement filtré pour éliminer les poils irritants !

Comment l'utiliser

1 gélule matin, midi et soir à prendre avant les repas.

Avec quoi l'associer

La plante peut être associée aux autres plantes pectorales pour faire des infusés. Elle peut aussi être associée à l'eucalyptus et au plantain pour renforcer l'action anti-inflammatoire et anti-infectieuse.
On peut aussi y associer des huiles de poisson, qui possèdent des propriétés anti-inflammatoires.

L'EUCALYPTUS

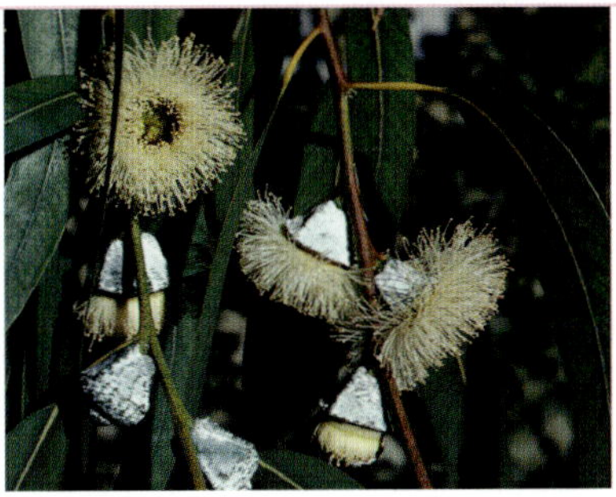

Nom latin : *Eucalyptus globulus*
Nom anglais : *Fever tree*
Famille : *Myrtacées*
Partie utilisée : *feuilles des rameaux âgés*

PRINCIPES ACTIFS
Les feuilles contiennent une huile essentielle, riche en eucalyptol. De plus la plante contient des euglobals et des polyphénols.

Ce grand arbre ornemental originaire d'Australie a été introduit dans le Sud de la France afin d'assainir les marécages. Ses feuilles vertes et très odorantes peuvent atteindre 25 centimètres de long.

Ce qu'elle peut faire pour vous

L'huile essentielle fluidifie les sécrétions et ainsi favorise leur expectoration. Elle est, en effet, éliminée par voie pulmonaire. De plus la plante est antitussive et antibactérienne. Elle est donc recommandée pour soigner les affections de l'arbre respiratoire en particulier les trachéites et les bronchites.

Contre-indications et précautions d'emploi

L'eucalyptol de l'huile essentielle est un inducteur enzymatique c'est-à-dire qu'il accélère le métabolisme de certains médicaments. **C'est pourquoi il faut parler avec votre médecin ou votre pharmacien avant de l'utiliser.**

Comment l'utiliser

1 à 2 gélules matin, midi et soir au moment des repas.

Avec quoi l'associer

La plante peut être associée à d'autres plantes agissant sur la sphère respiratoire comme le bourgeon de pin ou le bouillon blanc.
Elle peut aussi être associée à la vitamine C, dont le niveau dans le fluide alvéolo-pulmonaire diminue pendant les infections.

POUR EN SAVOIR PLUS ► L'eucalyptus, comme son huile essentielle, a fait l'objet de nombreux travaux. C'est le cas pour les activités antitussives, expectorantes et antiseptiques. Plus récemment ont été mises en évidence des propriétés hypoglycémiantes. L'action bactériostatique et bactéricide a été démontrée in vitro sur plusieurs germes (staphylocoques, pneumocoques, protéus, coliformes).

LE MARRUBE BLANC

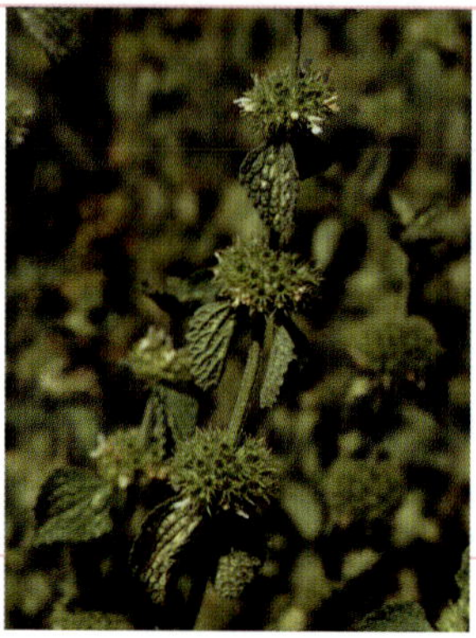

Nom latin : *Marrubium vulgare*
Nom anglais : *White horehound*
Famille : *Lamiacées*
Partie utilisée : *sommité fleurie*

PRINCIPES ACTIFS
Les petites fleurs blanches contiennent des lactones diterpéniques dont la marrubiine ainsi que des alcools dont le marrubiol. De plus elles contiennent des mucilages.

Commune en Europe, on la rencontre souvent au niveau des habitations, au pied des murs ou en bordure des chemins. Avide de lumière, le marrube blanc croît comme le thym sur le pourtour méditerranéen. La plante est connue depuis l'Antiquité notamment pour sa saveur âcre et amère à l'origine de son nom issu de l'hébreu (mar = amer et rob = suc). Déjà, en Égypte ancienne, on le célébrait comme remède des maladies respiratoires.

Ce qu'elle peut faire pour vous

Les principes actifs vont fluidifier les sécrétions bronchiques et faciliter l'expectoration.
De plus le marrube blanc est antitussif et soigne les toux rebelles. Enfin, il lutte contre les troubles du rythme cardiaque comme les palpitations qu'il régularise. La plante sera recommandée dans la prévention des crises d'asthme, des bronchites et des bronchiolites.

Contre-indications et précautions d'emploi

La plante semble dépourvue de toxicité. Les sommités fleuries étant duveteuses, il faudra penser à filtrer les infusés qui, autrement, pourraient être irritants.

Comment l'utiliser

1 à 2 gélules matin, midi et soir au moment des repas.

Avec quoi l'associer

La plante peut être associée à d'autres plantes à visée respiratoire comme l'eucalyptus ou le bouillon blanc.
Les asthmatiques ont des taux de vitamine C très bas dans les poumons. Des suppléments de vitamine C ont, dans plusieurs études, permis de diminuer la sévérité des crises d'asthme.

LE PLANTAIN

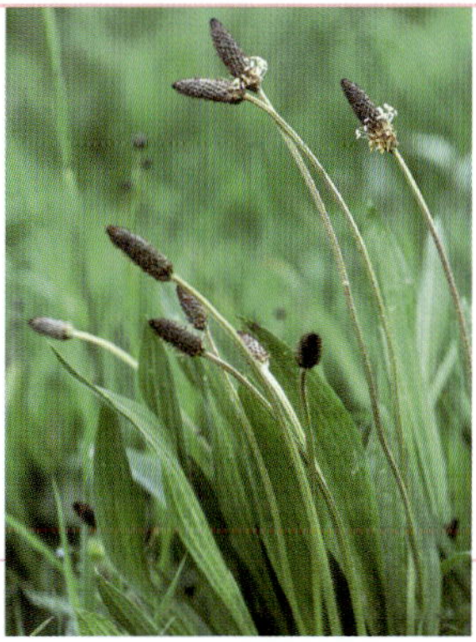

Nom latin : *Plantago major*
Nom anglais : *Common plantain*
Famille : *Plantaginacées*
Partie utilisée : *feuille*

PRINCIPES ACTIFS
La feuille de plantain renferme des gluco-iridoïdes dont le principal est l'aucuboside. De plus la plante possède une quantité importante de mucilages.

Répandus dans toute la France, les plantains poussent dans les terrains calcaires, dans les champs ou sur les bords des chemins. Il existe de nombreux plantains, mais « Plantago major » *(ou grand plantain) est un des mieux connus. Ses feuilles forment de jolies rosettes à la surface du sol.*

Ce qu'elle peut faire pour vous

Grâce à ses principes actifs, la plante a des propriétés antibactériennes et antitussives. Elle est donc indiquée dans la plupart des affections broncho-pulmonaires. Elle fluidifie les sécrétions et permet leur expectoration. En outre, elle possède des propriétés antiallergiques. Elle sera d'une aide précieuse dans toutes les manifestations respiratoires allergiques, en particulier bronchites, trachéites, asthme. Enfin, les plantains sont utilisés pour l'usage topique : cataplasme, bains oculaires (conjonctivites), dermatologie.

Contre-indications et précautions d'emploi

La poudre de plantain ne semble pas présenter de toxicité.

Comment l'utiliser

De façon curative ou préventive, on conseillera 1 gélule trois fois par jour au moment des repas.

Avec quoi l'associer

Dans les manifestations respiratoires avec composante allergique, elle pourra être associée au marrube blanc ou au bouillon blanc.

LE THYM

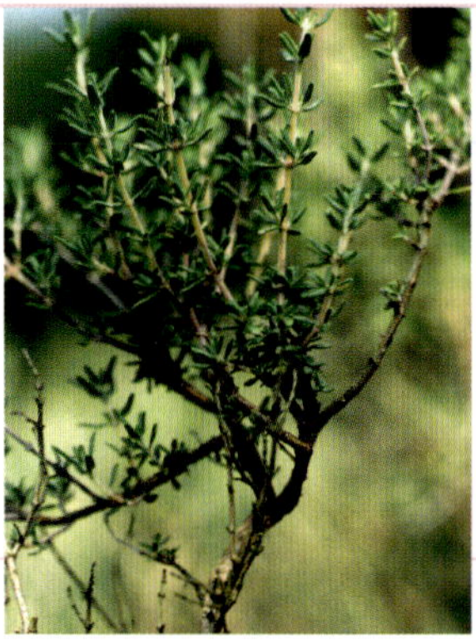

Nom latin : *Thymus vulgaris*
Nom anglais : *Common thyme*
Famille : *Lamiacées*
Partie utilisée : *tige fleurie, feuille*

PRINCIPES ACTIFS
L'activité de la plante est surtout due à son huile essentielle dont la composition varie selon l'origine de la plante. La teneur en huile essentielle doit être au moins égale à 1,5 % et contient pour la plupart des espèces du thymol, du carvacrol et du linalol. La plante contient aussi des flavonoïdes.

Comme les autres espèces du genre, Thymus vulgaris *est une espèce méditerranéenne peuplant les lieux secs et arides, coteaux et rochers de l'Espagne à la Grèce.*

Ce qu'elle peut faire pour vous

Le thym possède des vertus antiseptiques particulièrement indiquées dans le traitement des infections pulmonaires. Il calme la toux en relâchant les spasmes bronchiques. Il diminue les sécrétions nasales. Outre son activité pulmonaire, le thym soulage les spasmes intestinaux et les ballonnements. Son action antiseptique soignera certaines diarrhées. Enfin le thym par son huile essentielle possède des propriétés antivirales et pourra être conseillée localement en cas d'herpès labial.

Contre-indications et précautions d'emploi

Selon sa formule chimique, le thym aura des applications différentes. Il faudra donc utiliser l'huile essentielle appropriée, les autres pouvant être agressives. **Demandez conseil à votre pharmacien.**

Comment l'utiliser

1 gélule de poudre cryobroyée trois fois par jour.

Avec quoi l'associer

La plante, dans le cadre des affections de la sphère pulmonaire, pourra être associée à l'eucalyptus ou aux bourgeons de pins. En ce qui concerne la sphère digestive, la plante pourra être associée au charbon végétal surtout en cas d'aérophagie ou de flatulences.

POUR EN SAVOIR PLUS ► La teneur en huile essentielle est variable : il existe pour cette espèce sept chémotypes bien distincts et pour lesquels l'application thérapeutique est différente.

apaiser les troubles urinaires

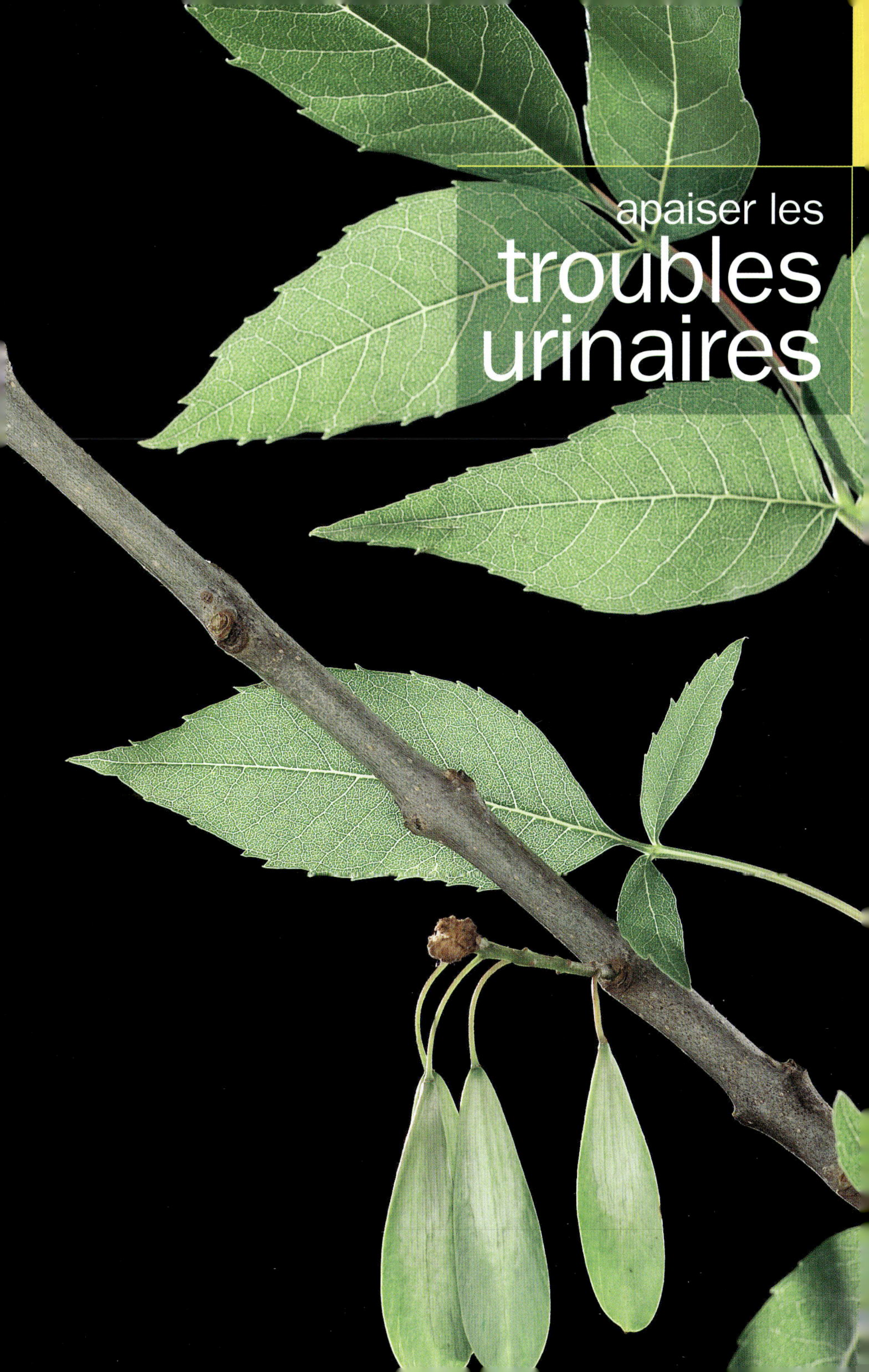

LA BUSSEROLE

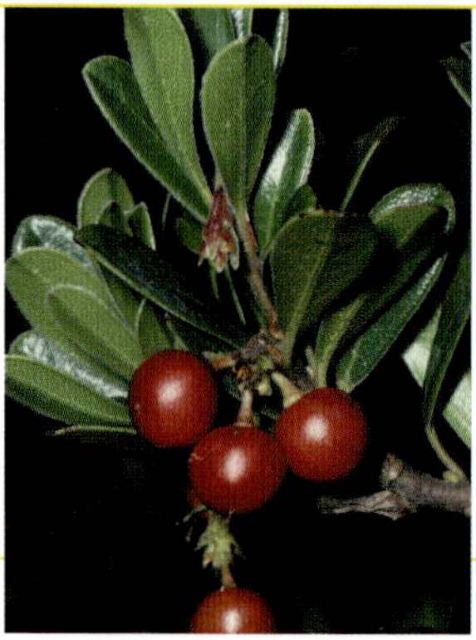

Nom latin : *Arctostaphylos uva-ursi*
Nom anglais : *Bearberry*
Famille : *Éricacées*
Partie utilisée : *feuille*

PRINCIPES ACTIFS
Les feuilles contiennent une substance appelée arbutoside qui est transformée dans l'organisme en hydroquinone et éliminée par voie urinaire. De plus la plante contient des tanins qui lui confèrent des propriétés anti-inflammatoires et diurétiques.

La busserole est un petit arbuste aux longues tiges rampantes qui croît dans les régions montagneuses de l'hémisphère Nord. L'ours se régale de ses baies écarlates, aigrelettes et rafraîchissantes d'où son nom latin, uva-ursi qui signifie raisin d'ours. Les petites feuilles très vertes et persistantes sont, quant à elles, appréciées pour leurs propriétés thérapeutiques.

Ce qu'elle peut faire pour vous

Connue depuis Rabelais pour ses propriétés diurétiques, ses vertus seront reconnues au XVIe siècle par l'École de médecine de Montpellier qui vanta ses propriétés antiseptiques et diurétiques dans les affections chroniques de la vessie.
En effet, les principes actifs possèdent des propriétés antibactériennes marquées contre l'escherichia coli, bactérie responsable de nombreuses infections des voies urinaires. Les principes actifs de la plante éliminés par voie urinaire permettent de traiter efficacement la plupart des cystites et des cystalgies mais surtout de prévenir les récidives.

Contre-indications et précautions d'emploi

Une analyse des urines est nécessaire dans le diagnostic des cystites ; ne faussant pas cet examen, la plante peut être utilisée rapidement. La plante ne sera efficace qu'avec la prise d'une grande quantité d'eau ou mieux de tisane.

Comment l'utiliser

2 gélules, matin et midi avant les repas. Boire 2 litres d'eau ou de tisane dans la journée.

Avec quoi l'associer

La busserole peut être associée avec des gélules de bruyère d'action similaire et une tisane de queues de cerises.

LE FRÊNE

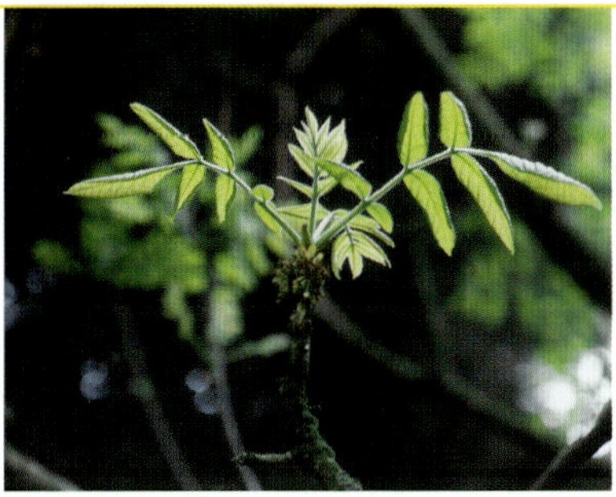

Nom latin : *Fraxinus excelsior*
Nom anglais : *Common ash*
Famille : *Oléacées*
Partie utilisée : *feuille*

PRINCIPES ACTIFS
L'étude de la composition chimique révèle la présence d'un flavonoïde, le rutoside, associé à du mannitol et des matières minérales (sels de potassium en particulier).

Dans la mythologie des Scandinaves, c'est un frêne qui supporte le monde, tant cet arbre est grand et élevé. Élancé vers les cieux, il était bien connu des anciens qui mirent en évidence les propriétés diurétiques des feuilles. Au moyen âge, sainte Hildegarde utilisait les feuilles de frêne pour soigner la maladie de la goutte. De nombreuses espèces de frêne existent dans nos régions. Celle utilisée en phytothérapie, est appelée « frêne élevé » car ce frêne est le plus haut d'Europe.

Ce qu'elle peut faire pour vous

Le mannitol stimule les fonctions d'élimination et le rutoside possède des propriétés anti-inflammatoires. La plante sera conseillée pour soigner les rhumatismes, l'arthrose et prévenir les crises de goutte. De plus la plante permet de réduire la rétention d'eau (formation d'œdèmes) et d'augmenter l'élimination de l'eau par les reins. En outre, le mannitol est un capteur de radicaux libres et les polyphénols sont des antioxydants. C'est pourquoi ces substances sont des protecteurs des tissus car elles freinent le vieillissement.

Contre-indications et précautions d'emploi

La plante ne présente pas de toxicité **si l'on respecte la posologie.**

Comment l'utiliser

1 gélule matin, midi et soir au moment des repas.

Avec quoi l'associer

La plante peut être associée à d'autres plantes diurétiques comme les queues de cerises, la piloselle ou le pissenlit.

LA COURGE (HUILE DE PÉPIN DE)

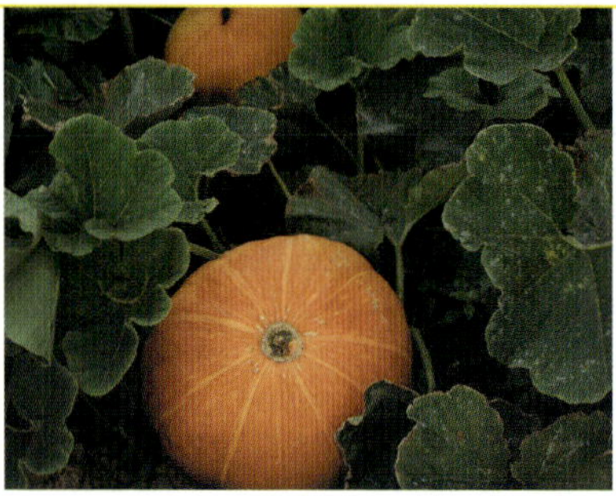

Nom latin : *Cucurbita pepo*
Nom anglais : *Pumpkin*
Famille : *Cucurbitacées*
Partie utilisée : *graine*

PRINCIPES ACTIFS
L'huile contient en grande quantité de l'acide linoléique, acide gras essentiel à notre organisme. Elle contient également de la cucurbitine ainsi que des oligo-éléments dont le zinc et des phytostérols.

La courge fut l'un des premiers légumes rapportés des Amériques. Les graines ont longtemps été utilisées en médecine populaire comme vermifuge. Récemment on a découvert les propriétés décongestionnantes de l'huile extraite des graines.

Ce qu'elle peut faire pour vous

La cucurbitine est un vermifuge connu depuis longtemps puisque l'on conseillait aux enfants infestés par des vers de manger les graines crues.
Le zinc et les phytostérols de l'huile inhibent l'inflammation ou la croissance de la prostate à l'origine des troubles urinaires (envie impérieuse d'uriner, jet insuffisant, émission fréquente d'urine).

Contre-indications et précautions d'emploi

L'automédication pour ce type de pathologie peut être dangereuse car parfois elle peut cacher un cancer de la prostate. **Si bien qu'en cas de troubles urinaires, la première chose à faire est de consulter un médecin spécialisé en urologie.**

Comment l'utiliser

1 gélule matin, midi et soir au repas.

Avec quoi l'associer

L'huile de pépin de courge peut être associée à la racine d'ortie mais aussi à l'épilobe petites fleurs (epilobium parviflorum).

POUR EN SAVOIR PLUS ► L'huile de pépin de courge va inhiber l'enzyme 5 alpha-réductase, ce qui empêche la testostérone de se transformer au niveau des testicules en dihydrotestostérone, limitant ainsi l'hypertrophie de la prostate.

fluidifier le sang

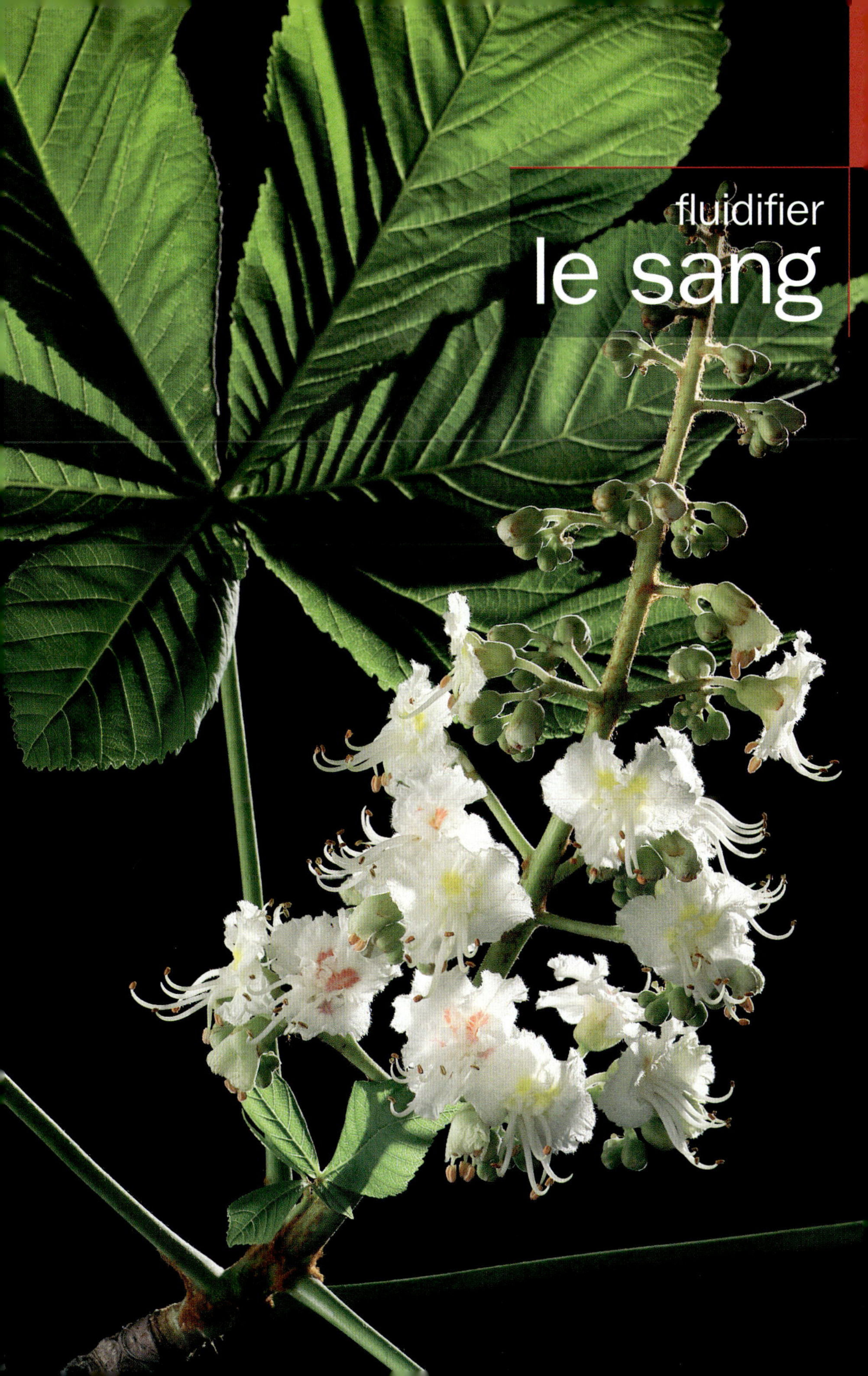

LE CYPRÈS

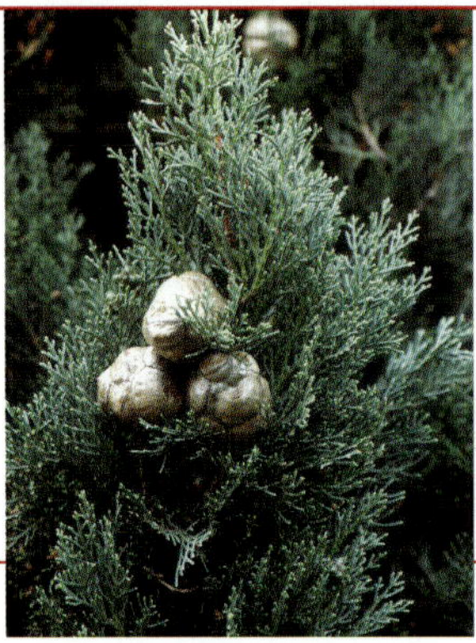

Nom latin : *Cupressus sempervirens*
Nom anglais : *Cypress*
Famille : *Cupressacées*
Partie utilisée : *galbules (noix)*

PRINCIPES ACTIFS
La composition des cônes de cyprès riches en flavonoïdes, polyphénols et en oligomères proanthocyanidoliques, présente un grand intérêt dans les troubles circulatoires.

Originaire du pourtour de la mer Égée, le cyprès est largement cultivé à des fins ornementales dans le Sud de l'Europe. Ses cônes fructifères sont également appelés « galbules ». À maturité les écailles des cônes s'écartent, libérant des graines.

Ce qu'elle peut faire pour vous

Le cyprès a une action anti-inflammatoire. De plus, les oligomères proanthocyanidoliques qu'il renferme, tonifient les vaisseaux, propriété utile en cas de jambes lourdes (douleurs et gonflement en fin de journée). En se fixant sur la paroi des vaisseaux, ces substances assurent une meilleure dynamique vasculaire empêchant le sang de stagner dans les jambes. Ainsi, la plante prévient et soulage les symptômes fonctionnels de l'insuffisance veineuse (hémorroïdes, jambes lourdes, varices…).

Contre-indications et précautions d'emploi

La plante semble dépourvue de toxicité **si l'on se conforme à la posologie.**

Comment l'utiliser

1 gélule matin, midi et soir à prendre de préférence au moment des repas.

Avec quoi l'associer

Le cyprès peut être associé à d'autres plantes qui améliorent la circulation veineuse comme le fragon ou la vigne rouge.
Sur le plan alimentaire, il faut rechercher des sources de flavonoïdes qui améliorent la circulation sanguine comme les baies, les pommes, le thé ou encore le vin rouge (modérément).

LE FRAGON

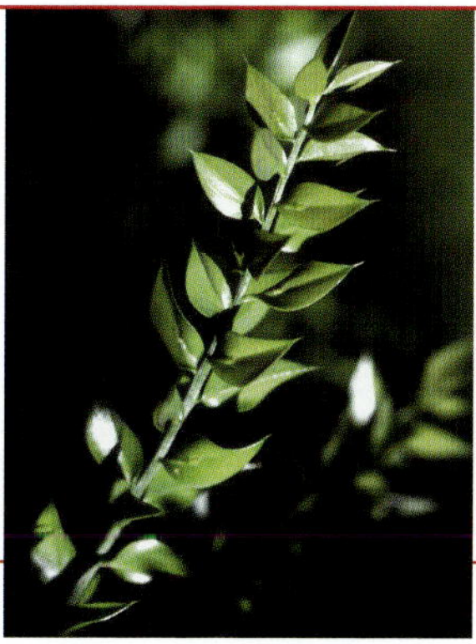

Nom latin : *Ruscus aculeatus*
Nom anglais : *Butcher's broom*
Famille : *Liliacées*
Partie utilisée : *rhizome et racine*

PRINCIPES ACTIFS
La partie souterraine de la plante possède des saponosides stéroïdiques ainsi qu'un ruboside à action veinotonique marquée.

Commun depuis la bordure atlantique jusqu'en Europe centrale et méridionale, le fragon est également présent en Asie du Sud-Ouest et en Afrique du Nord. Cet arbrisseau toujours vert est commun en France surtout dans le midi et l'ouest. Les touffes de rameaux aplatis ressemblent à des feuilles ovales (cladodes) et sont terminées par une pointe épineuse sur laquelle apparaissent de petites fleurs verdâtres puis des baies rouges.

Ce qu'elle peut faire pour vous

Utilisée depuis longtemps comme diurétique, des études ont montré que le fragon tonifie les parois veineuses. Il a une action anti-inflammatoire. Il diminue la rétention d'eau (action anti-œdémateuse). Enfin, il resserre les veines et les capillaires. Il augmente la résistance des vaisseaux sanguins et diminue leur perméabilité. Cette plante est donc recommandée dans la prévention et le traitement des troubles veineux fonctionnels des membres inférieurs (jambes lourdes, varices, crampes) liées à la chaleur ou à la prise de pilule contraceptive.

Contre-indications et précautions d'emploi

La plante n'est pas toxique **si l'on se conforme à la posologie.**

Comment l'utiliser

1 gélule matin, midi et soir au moment des repas.

Avec quoi l'associer

Le fragon peut être associé à d'autres plantes veinotoniques comme la vigne rouge ou le cyprès.

LE GINKGO

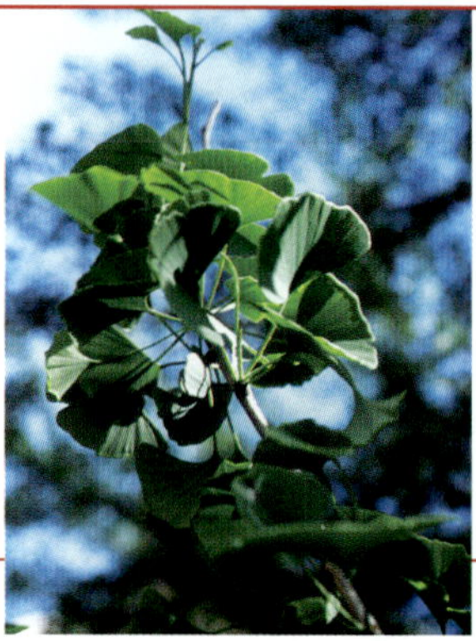

Nom latin : *Ginkgo biloba*
Nom anglais : *Ginkgo*
Famille : *Ginkgoacées*
Partie utilisée : *feuille*

PRINCIPES ACTIFS
La feuille plus ou moins bilobée en forme d'éventail contient des flavonoïdes très actifs, en particulier des biflavones et hétérosides de flavones ainsi que des flavonols (dont les ginkgolides).

Arbre sacré des temples de l'Asie, le ginkgo est un véritable fossile vivant puisqu'il est resté quasi identique depuis 250 millions d'années (il a résisté à la bombe atomique au Japon). Il existe de façon séparée des arbres mâles et femelles. L'appareil reproducteur femelle donne un fruit qui est consommé au Japon.

Ce qu'elle peut faire pour vous

Le ginkgo est très utile pour soulager les problèmes de circulation. Il permet de dilater les vaisseaux sanguins. Il augmente la tonicité des petits vaisseaux et il fluidifie le sang. Il augmente la circulation sanguine au niveau du cerveau et grâce à ses propriétés antioxydante, il le protège du vieillissement. Le ginkgo améliore la mémoire, la vigilance et l'humeur. C'est un véritable traitement du vieillissement cérébral. Il permet également de traiter les troubles de l'équilibre.

Contre-indications et précautions d'emploi

En cas de traitement au long cours, on peut observer **des troubles digestifs mineurs.**

Comment l'utiliser

1 gélule matin, midi et soir à prendre au moment des repas.

Avec quoi l'associer

La plante peut être associée à d'autres veinotoniques comme le fragon ou la vigne rouge en ce qui concerne la circulation veineuse. Quant à son action sur la concentration et la mémoire, on peut l'associer à la petite pervenche.

POUR EN SAVOIR PLUS ► Le ginkgo fait l'objet d'études sur la prévention du vieillissement. Il pourrait protéger des radicaux libres nos centrales énergétiques cellulaires, les mitochondries. Il offre aussi des espoirs dans la prévention et le traitement de la maladie d'Alzheimer.

L'HAMAMÉLIS

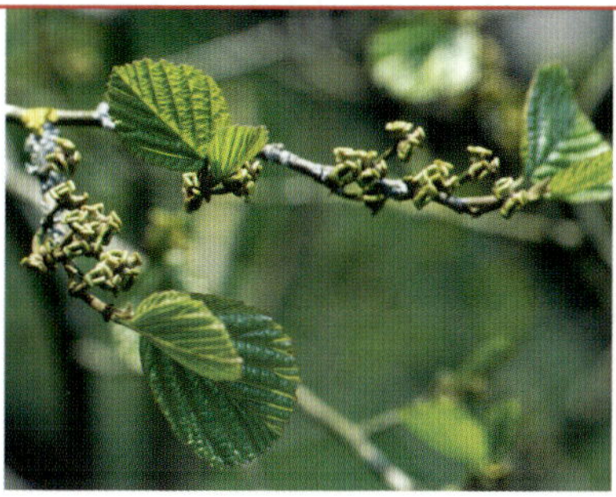

Nom latin : *Hamamelis virginiana*
Nom anglais : *Witch hazel*
Famille : *Hamamélidacées*
Partie utilisée : *feuille*

PRINCIPES ACTIFS
Les feuilles d'hamamelis sont riches en flavanoïdes et en tanins condensés (astringents) appelés aussi proanthocyanidols.

Du fait de sa ressemblance avec le noisetier et des pouvoirs magiques que lui attribuent les sorciers indiens, cet arbrisseau porte également le nom de « noisetier de la sorcière ». Introduit en Europe en 1736 par Collinson, on utilise ses feuilles et son écorce. L'hamamélis est originaire de la côte Est d'Amérique du Nord, en particulier dans les états de Pennsylvanie et de Virginie. On le cultive également pour ses qualités ornementales.

Ce qu'elle peut faire pour vous

L'hamamélis possède une double action sur le système circulatoire. D'une part, il augmente la résistance des capillaires en diminuant leur perméabilité tout en ayant un effet anti-inflammatoire. Il va donc résorber les œdèmes (rétention d'eau dans les jambes). D'autre part, il va améliorer la résistance des petits vaisseaux qui éclatent sous la peau. Cette action veinotonique va donc être mise à profit dans le traitement des varices, jambes lourdes, hémorroïdes, couperose…

Contre-indications et précautions d'emploi

La plante ne présente pas de toxicité **si l'on respecte la posologie.**

Comment l'utiliser

1 à 2 gélules matin et soir.

Avec quoi l'associer

L'hamamélis peut être associé à la vigne rouge ou au fragon pour leur action sur la circulation veineuse. La plante peut être associée au mélilot pour son action sur la couperose.

POUR EN SAVOIR PLUS ► **Appliquée sur la peau, une lotion à base d'hamamélis diminue l'intensité du coup de soleil. L'hamamélis est aussi étudié dans le traitement des hémorroïdes.**

LE MARRON D'INDE

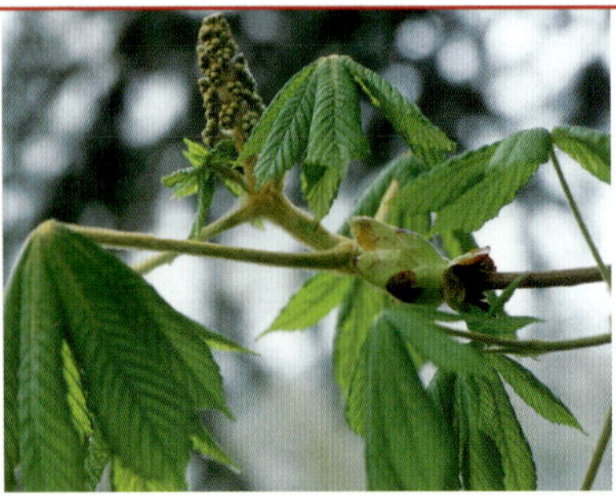

Nom latin : *Aesculus hyppocastanum*
Nom anglais : *Horse chesnut*
Famille : *Hyppocastanacées*
Partie utilisée : *graine fraîche (fruit), écorce*

PRINCIPES ACTIFS
La plante contient un hétéroside coumarinique, l'esculoside (dans l'écorce) et de l'escine (dans la graine). De plus la présence de flavonoïdes complète l'action de la plante dans les affections circulatoires.

Originaire des Balkans, le marronnier n'a été introduit en France qu'au début du XVIIe siècle. En effet en 1615, Bachelier le rapporta de Constantinople, et ce n'est qu'au cours du XVIIe siècle qu'il a été acclimaté. Arbre d'ornement dans les parcs, l'utilisation de son écorce et de ses fruits présente un intérêt majeur en phytothérapie.

Ce qu'elle peut faire pour vous

L'écorce renferme de l'esculoside qui augmente la résistance et diminue la perméabilité des vaisseaux. Cette action est complétée par celle des flavonoïdes qui soulagent les douleurs hémorroïdaires et améliore la circulation lymphatique. Quant à la graine, par la présence d'escine, elle a une action anti-inflammatoire. C'est pourquoi la plante permet de soulager rapidement les douleurs hémorroïdaires et de prévenir les récidives. Elle améliore les œdèmes (rétention d'eau au niveau des jambes) et la circulation lymphatique.

Contre-indications et précautions d'emploi

La plante est réservée à l'adulte et déconseillée aux femmes enceintes et aux personnes qui ont une insuffisance rénale.

Comment l'utiliser

2 gélules matin et soir. La posologie peut être doublée en cas de crise hémorroïdaire douloureuse.

Avec quoi l'associer

La plante peut être associée à d'autres plantes à visée circulatoire comme le fragon ou la vigne rouge.

POUR EN SAVOIR PLUS ► Les études publiées à ce jour montrent que le marron d'Inde est un traitement efficace, à court terme, de l'insuffisance veineuse chronique.

LA VIGNE ROUGE

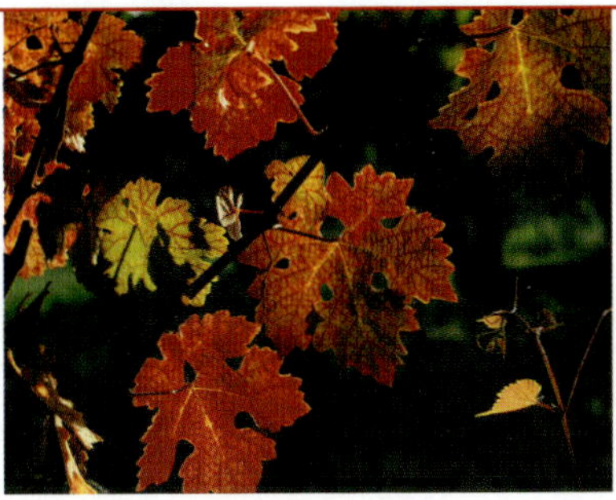

Nom latin : *Vitis vinifera*
Nom anglais : *Vine*
Famille : *Vitacées*
Partie utilisée : *feuille*

PRINCIPES ACTIFS
Les feuilles de vigne rouge doivent leur couleur à la présence d'anthocyanosides. Ces derniers sont responsables de l'activité de la plante due également à des tanins.

Originaire d'Asie Mineure, cette plante est cultivée en Grèce depuis fort longtemps. Les Grecs vouaient à la vigne un véritable culte, la considérant comme l'emblème de la civilisation. Ce sont eux qui, 600 ans avant Jésus-Christ, ont introduit la vigne en France. L'école de médecine de Montpellier fut longtemps très renommée grâce aux formules de vins médicinaux qu'elle recommandait.

Ce qu'elle peut faire pour vous

Dans la tradition populaire, les feuilles récoltées s'employaient en tisane comme « astringent et réfrigérant ». Les feuilles de vigne rouge sont connues depuis longtemps pour soulager les jambes lourdes et les hémorroïdes. En effet, les anthocyanosides contenus dans les feuilles renforcent la résistance des veines. Cette action, angioprotectrice est augmentée par la présence de tanins qui favorisent le retour veineux.

Contre-indications et précautions d'emploi

La plante ne présente pas de contre-indications **si l'on respecte la posologie.**

Comment l'utiliser

1 gélule trois fois par jour au moment des repas.

Avec quoi l'associer

La plante peut être associée à d'autres plantes veinotoniques comme le marron d'Inde ou le fragon.

POUR EN SAVOIR PLUS ► La vigne est réellement un trésor de bienfaits. Ses fruits, qu'ils soient consommés frais, sous forme de jus ou de vin (modérément) diminuent le risque cardiovasculaire. Une étude française récente suggère qu'ils pourraient aussi réduire les risques de cancer et de maladie d'Alzheimer.

affiner
la silhouette

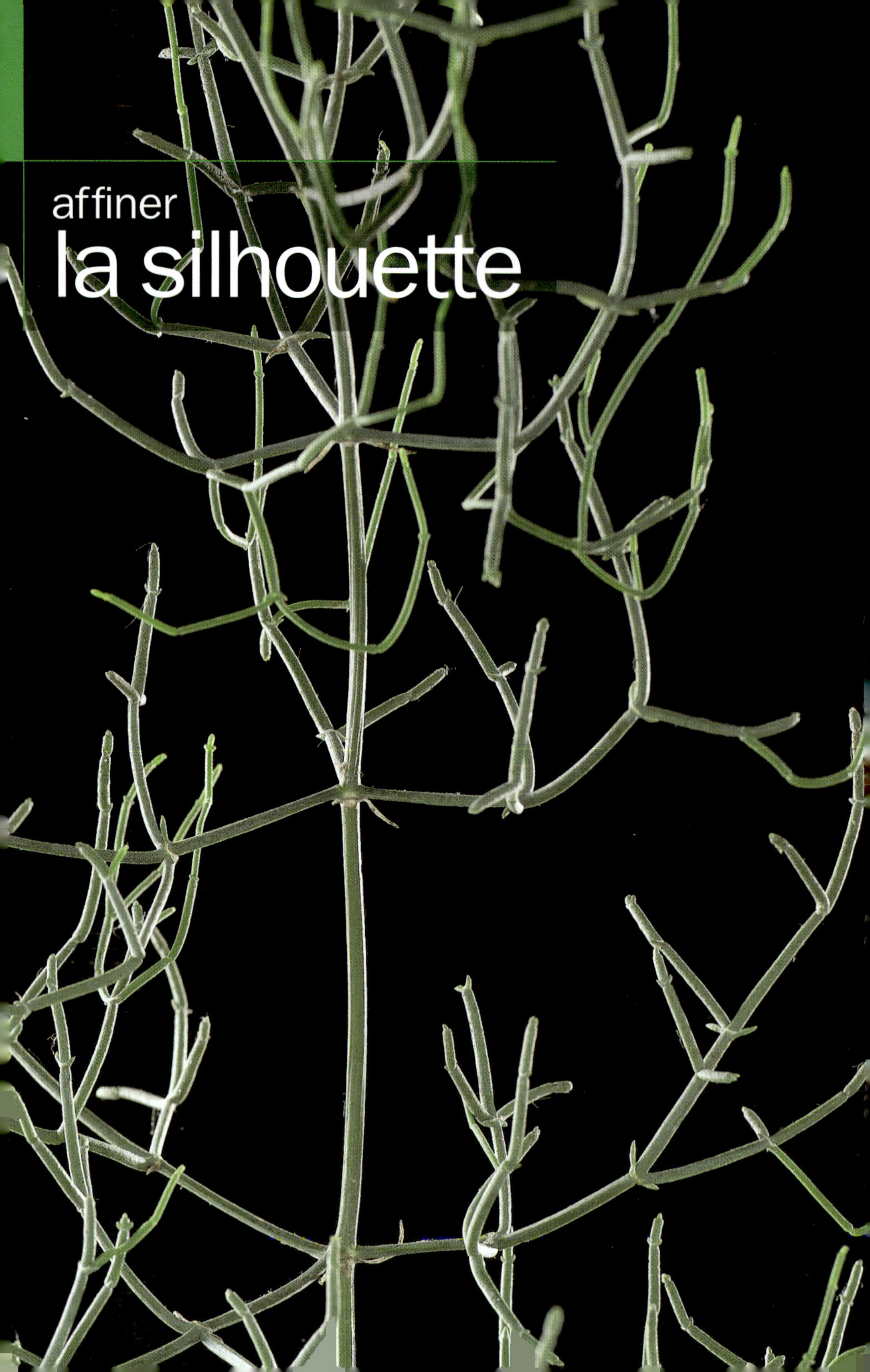

L'ÉPHÉDRA

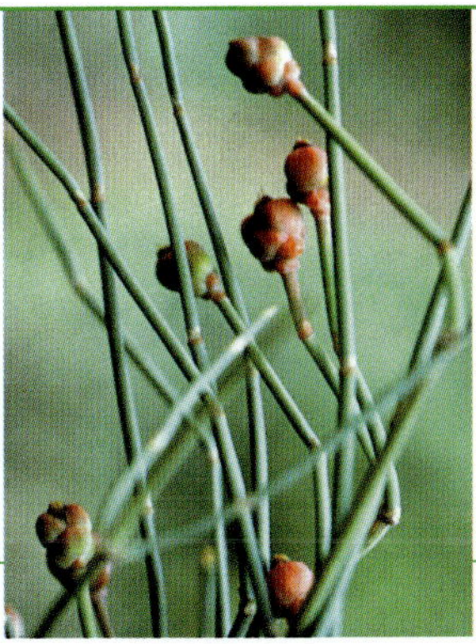

Nom latin : *Ephedra Sinica*
Nom anglais : *Ephedra*
Famille : *Éphedracées*
Partie utilisée : *tige (rameaux)*

PRINCIPES ACTIFS
La plante contient de nombreux constituants dont le principal est l'éphédrine. Cette substance ayant des effets secondaires marqués est remplacée dans les médicaments par des substances de synthèse.

Originaire d'Asie, l'éphédra est utilisée depuis plusieurs milliers d'années dans la médecine traditionnelle chinoise. Les rameaux sont grêles, anguleux et striés longitudinalement. Les feuilles réduites à des écailles sont insérées au niveau des nœuds.

Ce qu'elle peut faire pour vous

Des études effectuées sur la plante ont montré qu'elle favorise la lipolyse qui entraîne une fonte progressive des tissus graisseux. Elle est donc souvent conseillée dans les régimes amaigrissants. L'éphédrine dilate les bronches et permet un traitement approprié de l'asthme. Elle décongestionne le nez bouché en diminuant les sécrétions. Elle soignera donc les rhumes et les sinusites.

Contre-indications et précautions d'emploi

La plante doit être utilisée avec précaution, de préférence sous contrôle médical, car elle est déconseillée en cas d'insuffisance coronarienne, d'hypertension, d'hypertrophie de la prostate, de diabète. Il faut veiller aux interactions médicamenteuses : IMAO, digitaliques. Elle est aussi déconseillée aux femmes enceintes et aux enfants. Enfin, l'éphédrine proche des amphétamines peut réagir aux tests antidopage.

Comment l'utiliser

L'éphédra est une plante active qui, bien utilisée, donne d'excellents résultats. **Il est cependant indispensable de demander conseil à votre pharmacien avant toute utilisation.** Pour un adulte, prendre 1 gélule de poudre matin et midi au moment des repas avec un grand verre d'eau.

Avec quoi l'associer

Régimes amaigrissants : fucus, orthosiphon ou thé vert.
Asthme : marrube blanc, plantain.
Rhinites : bourgeons de pin, plantain.

POUR EN SAVOIR PLUS ► L'éphédrine est un sympathomimétique indirect. Elle accélère donc les mouvements respiratoires, augmente leur intensité et stimule l'automatisme cardiaque. Elle augmente la vigilance et diminue la sensation de fatigue.

LE FUCUS

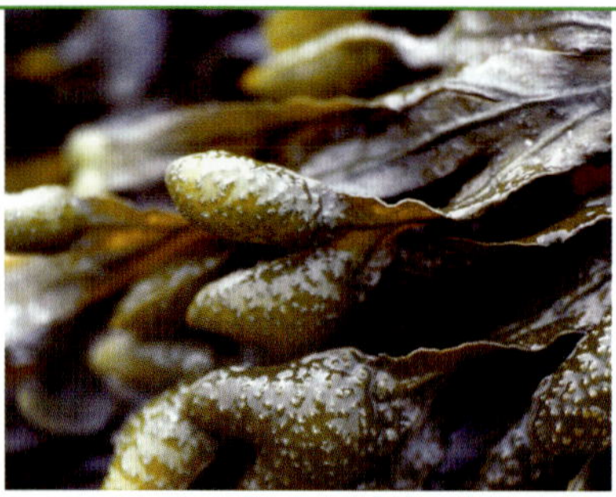

Nom latin : *Fucus vesiculosus L.*
Nom anglais : *Common seawrach*
Famille : *Phéophycées*
Partie utilisée : *thalle*

PRINCIPES ACTIFS
Le fucus est une algue brune particulièrement riche en sels minéraux, oligo-éléments, iode et vitamines notamment en vitamines du groupe B (B1, B2, B6, B9, B12) et vitamine C. De plus le végétal est riche en mucilages en particulier en alginates.

Du temps des Romains, Pline l'ancien, écrivain naturaliste, décrit déjà cette algue sous le nom de Quercus marina *qui signifie « chêne marin ». Le fucus était alors utilisé pour calmer les douleurs articulaires. Ce végétal est une algue au thalle brun fixée aux rochers par des crampons et maintenue verticale dans l'eau par des aérocytes, sorte de flotteurs.*

Ce qu'elle peut faire pour vous

Grâce à la présence d'iode, le fucus intervient comme stimulant des échanges cellulaires et favorise l'élimination des déchets de l'organisme. De par sa richesse en vitamines et oligo-éléments, cette algue peut être utilisée dans les états de fatigue passagers. Riche en protéines végétales assimilables, elle est pauvre en lipides et en calories. Grâce à leur structure mucilagineuse les thalles de fucus se réhydratent dans l'estomac et augmentent considérablement de volume, entraînant une sensation de satiété. Le fucus agit comme un coupe-faim mécanique. De plus, il améliore le transit intestinal.

Contre-indications et précautions d'emploi

La quantité d'iode contenue dans les gélules d'algue est aujourd'hui limitée afin de prévenir les risques de surdosage. Cependant chez certaines personnes atteintes d'hyperthyroïdie par exemple, l'algue sera déconseillée. **Demandez conseil à votre médecin ou pharmacien.**

Comment l'utiliser

Pour un adulte, prendre 1 gélule matin et soir, un quart d'heure avant le repas avec un grand verre d'eau (cette dose peut être doublée).

Avec quoi l'associer

Pour obtenir un effet stimulant, l'associer avec ginseng, kola, eleuthérocoque.
Pour un effet rassasiant, l'associer avec ispaghul, pectines de pomme.
Dans le cadre d'un régime amaigrissant, l'associer au thé vert, guarana, éphédra.

LE GUARANA

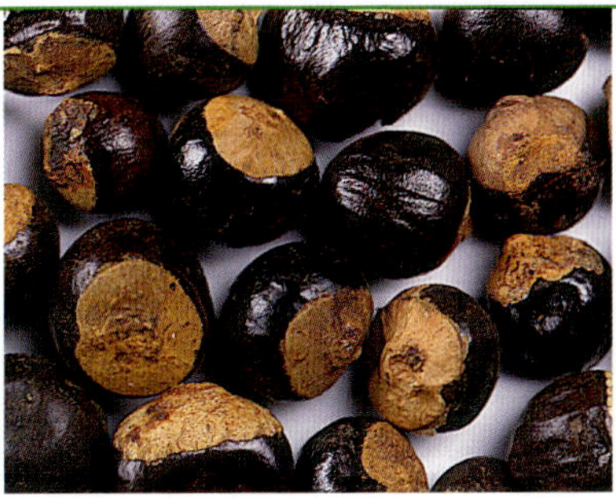

Nom latin : *Paulinia cupana*
Nom anglais : *Guarana*
Famille : *Sapindacées*
Partie utilisée : *graine*

PRINCIPES ACTIFS
Le guarana constitue la matière végétale la plus riche en caféine actuellement connue.

Originaire d'Amazonie, le guarana est une plante grimpante à tige cannelée, utilisée par les Indiens Guaranis pour la préparation de boissons stimulantes et fortifiantes. Le nom de Guarana désigne la pâte confectionnée à partir des graines de Paulinia cupana. *Les fruits en forme de capsules sphériques rouge vif s'ouvrent partiellement à maturité et laissent entrevoir une ou deux graines volumineuses noires, brillantes, insérées à leur base dans une arille blanche rappelant l'aspect d'un œil humain, image qui a alimenté de vieilles légendes relatives à l'arbre divinisé. Traditionnellement, les graines sont broyées, mélangées à de l'eau afin de former une pâte dure, roulée en bâtonnet ou moulée en forme de tortue, symbole de la résistance, puis séchée sur le feu ou au soleil et consommées.*

Ce qu'elle peut faire pour vous

La caféine, présente dans la graine en grande quantité, augmente le nombre de calories brûlées au repos et active la combustion des graisses. Elle facilite donc l'amaigrissement. De plus elle stimule la libération de l'adrénaline. La plante sera donc efficace dans le traitement des états de fatigue physique et psychique accompagnant souvent un régime amaigrissant. Vous perdrez vos formes tout en gardant la forme !

Contre-indications et précautions d'emploi

Chez les personnes ayant du mal à s'endormir, on évitera la prise le soir. Mieux vaut la prendre vers 16 heures au goûter. De plus, la caféine prise à forte dose est déconseillée aux sportifs pouvant subir des tests antidopage. **En cas d'hypertension, il faudra demander l'avis de votre médecin.**

Comment l'utiliser

La posologie moyenne sera d'une gélule de poudre ou d'extrait sec, matin, midi et soir au moment des repas avec un grand verre d'eau.

Avec quoi l'associer

Vous pouvez l'associer avec des plantes ayant une action similaire afin d'en renforcer l'action : thé vert, éphédra, kola.

L'ORTHOSIPHON

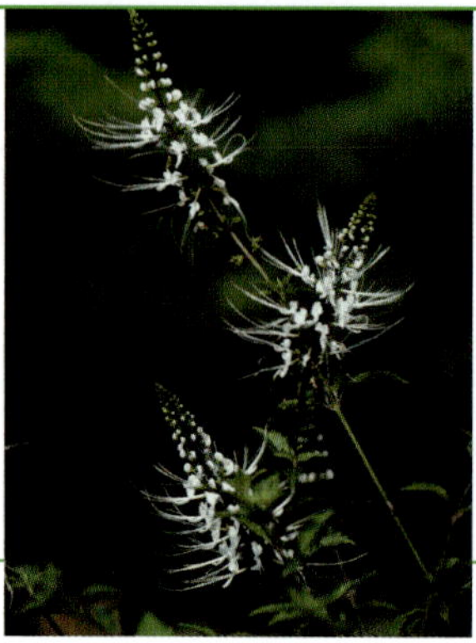

Nom latin : *Orthosiphon stamineus*
Nom anglais : *Java tea*
Famille : *Lamiacées*
Parties utilisées : *feuille, sommités fleuries*

PRINCIPES ACTIFS
L'orthosiphon est riche en polyphénols, potassium et huiles essentielles.

Originaire de l'Asie du Sud-Est, cette plante est souvent nommée « Thé de Java ». Elle appartient à la même famille que le thym ou la menthe. La longueur de ses étamines au milieu des fleurs lui a valu le surnom de « moustaches de chat ». Ses vertus curatives sont connues depuis fort longtemps en Inde et Indonésie, en particulier dans les maladies des reins et de la vessie.

Ce qu'elle peut faire pour vous

La plante est fortement diurétique, c'est pourquoi elle peut accélérer la perte de poids dans le cadre d'un régime amaigrissant, en particulier pour ceux qui ont tendance à se plaindre de rétention d'eau. Elle aidera aussi à l'élimination de l'urée, des chlorures et de l'acide urique.

Contre-indications et précautions d'emploi

La plante ne présente pas d'effets indésirables. **On l'utilisera avec prudence chez les personnes trop minces.**

Comment l'utiliser

On peut la conseiller en gélules (2 gélules le matin avec un grand verre d'eau) mais aussi en tisane qui va accentuer l'effet diurétique : peser 50 g d'orthosiphon sur lesquels verser deux litres d'eau bouillante. Laisser infuser 10 minutes ; puis filtrer et boire dans la journée.

Avec quoi l'associer

On peut l'associer avec d'autres plantes diurétiques : piloselle, thé vert, maïs, frêne ou des plantes à effet rassasiant : fucus, ispaghul.

LA PILOSELLE

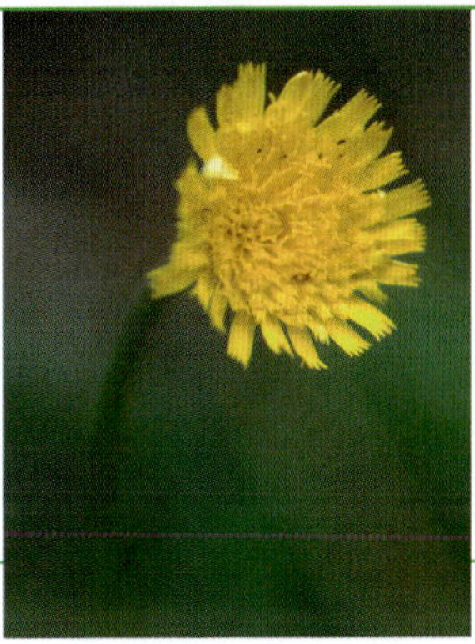

Nom latin : *Heracium pilosella*
Nom anglais : *Mouse ear*
Famille : *Astéracées*
Partie utilisée : *plante entière*

PRINCIPES ACTIFS
Les flavonoïdes présents dans la plante contribuent à l'action diurétique.
Un autre composant, l'ombelliférone, augmente la sécrétion biliaire.

*Comme son nom l'indique, la piloselle est une plante recouverte de nombreux poils (*Pilosus* = poilu). Dès le* XV*e siècle, elle figure déjà dans les traités de plantes médicinales. Dans les campagnes, son suc fut longtemps utilisé pour la cicatrisation des plaies et pour soulager les maladies des reins.*

Ce qu'elle peut faire pour vous

Les flavonoïdes facilitent l'élimination de l'eau mais aussi du sel retenu dans les tissus par son effet déchlorurant. C'est pourquoi la plante est judicieusement conseillée pour réduire l'embonpoint causé par de la rétention d'eau. Elle est aussi recommandée pour traiter les œdèmes des membres inférieurs. Elle facilite l'élimination des chlorures. On la conseille donc dans le cadre d'un régime sans sel.

Contre-indications et précautions d'emploi

La piloselle est déconseillée en cas d'hypotension trop importante.

Comment l'utiliser

Pour démarrer un régime amaigrissant, la posologie conseillée est de 2 gélules le matin et à midi avec un grand verre d'eau ou de tisane au moment des repas (pendant 15 jours).

Avec quoi l'associer

Elle peut être associée avec d'autres plantes diurétiques pour en renforcer l'action : thé vert, orthosiphon, prêle.

LE THÉ VERT

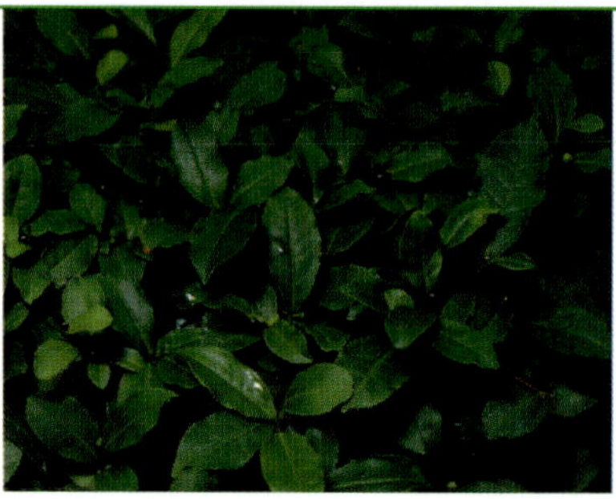

Nom latin : *Camellia sinensis*
Nom anglais : *Common Tea*
Famille : *Theacées*
Partie utilisée : *feuille*

PRINCIPES ACTIFS
Ses composants, la théobromine et la théophylline, sont bien connus et entrent dans la composition de nombreux médicaments.

Le théier, originaire de l'Inde, a été connu des Européens au XVIe siècle. Il fournit, après fermentation des feuilles, une boisson qui constituait chez les Indiens « la boisson impériale ». Ce sont les Jésuites qui, vers l'an 1600, ont introduit le thé vert en France où l'un de ses plus célèbres amateurs était Mazarin. Les feuilles de thé sont récoltées jeunes et non encore épanouies. Si elles sont rapidement séchées et roulées encore chaudes, on peut obtenir du thé vert. Si on laisse amorcer la fermentation, on aura du thé noir.

Ce qu'elle peut faire pour vous

Les feuilles de thé vert stimulent la lipolyse et la thermogénèse : les graisses de réserve sont mobilisées plus vite ; l'organisme dépense plus d'énergie et tout ceci facilite la perte de poids. De plus, le thé vert freine l'absorption intestinale des graisses et des sucres en inhibant partiellement certaines enzymes digestives. Ainsi une partie des graisses ne sera pas assimilée par l'organisme ni stockée dans les tissus graisseux.

Contre-indications et précautions d'emploi

La caféine est libérée progressivement dans le thé vert, si bien qu'elle évite ainsi tout problème d'excitation ou trouble du sommeil. Cependant, chez les personnes sensibles à la caféine, il est conseillé d'éviter la prise du soir.

Comment l'utiliser

La posologie conseillée est d'une gélule matin, midi et soir, à prendre après les repas avec un grand verre d'eau.

Avec quoi l'associer

Il est possible de renforcer l'action tonique et l'effet « brûleur de graisse » du thé, en l'associant à des gélules de guarana ou de kola.

POUR EN SAVOIR PLUS ► Un extrait standardisé et breveté de thé vert agit sur la dépense énergétique. Ce médicament augmente le nombre de calories brûlées au repos et permet de perdre du poids et d'affiner la silhouette. En pharmacie.

éteindre
l'insomnie

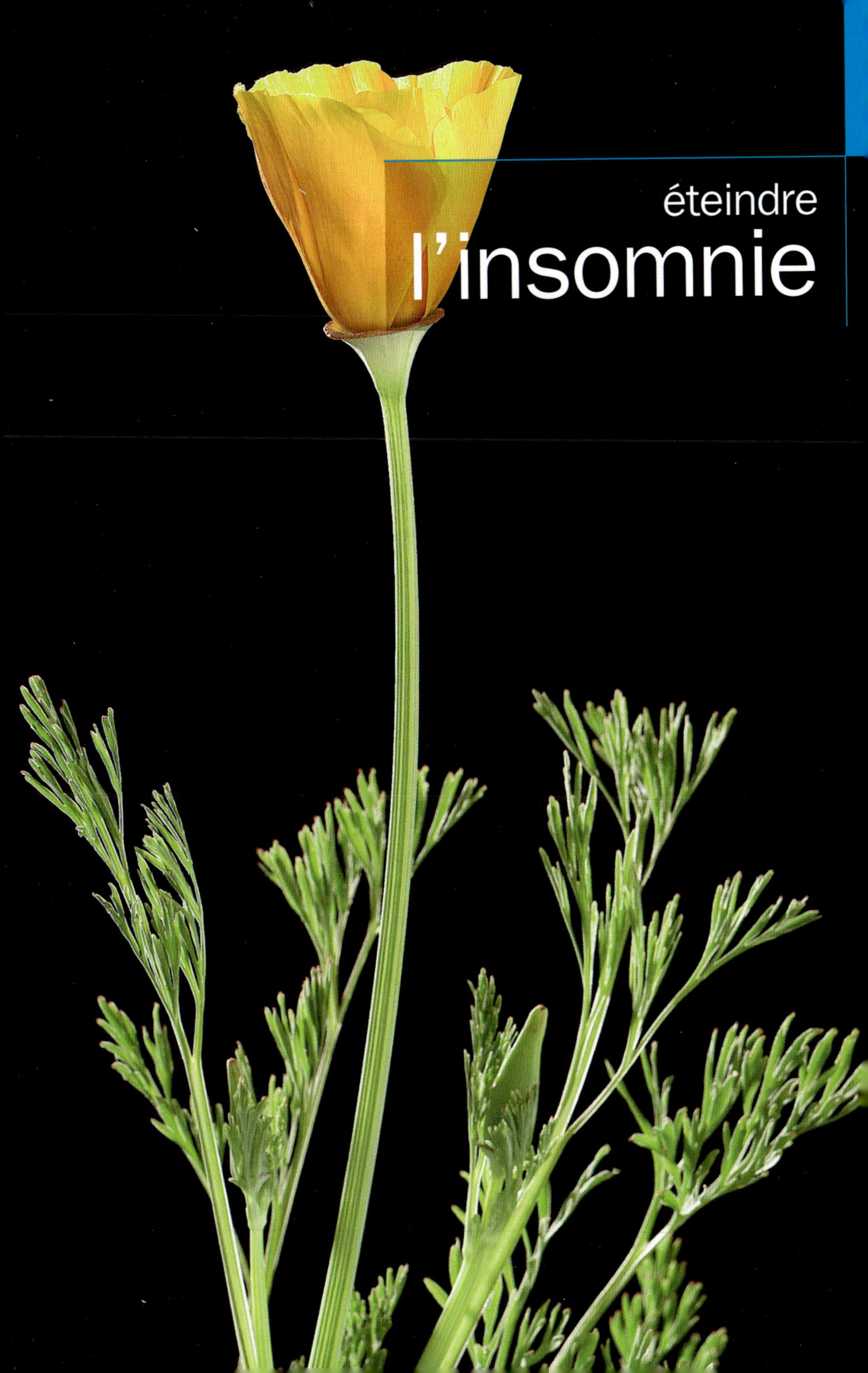

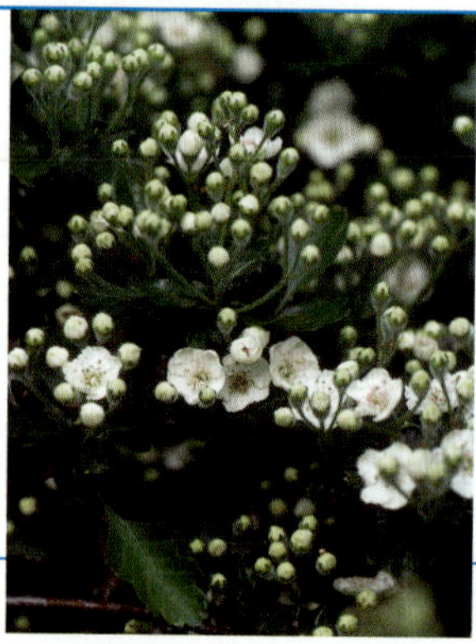

L'AUBÉPINE

Nom latin : *Crataegus oxyacantha*
Nom anglais : *Whitehorn*
Famille : *Rosacées*
Partie utilisée : *sommité fleurie*

PRINCIPES ACTIFS
La plante renferme de nombreux flavonoïdes et en particulier de l'hypéroside et de la vitexine, majoritaire dans les feuilles.

*Déjà célébrée par Ronsard dans ses odes, l'aubépine est un petit arbre feuillu épineux dont l'action des sommités fleuries sur le cœur a été découverte à la fin du XIXe siècle. Cet arbuste est hérissé de nombreuses épines courtes et acérées qui lui valent son nom d'espèce oxyacantha (*oxus*: aigu et *akanta*: épine).*

Ce qu'elle peut faire pour vous

C'est au XIXe siècle que se dessine la carrière de l'aubépine. Dès 1898, les chercheurs découvrent les multiples vertus de l'aubépine. Elle régularise le rythme cardiaque en agissant sur les rythmes trop rapides, en diminuant les palpitations du cœur et la perception exagérée des battements cardiaques chez les personnes anxieuses. La plante est donc un toni-cardiaque qui soutient les cœurs fatigués. De plus, l'aubépine a une action dilatatrice sur les vaisseaux du cœur et prévient donc l'angine de poitrine. Elle diminue la tension artérielle des hypertendus. Mais elle est surtout bien connue pour lutter contre le surmenage et la nervosité : elle réduit l'anxiété des adultes et des enfants et soigne les troubles du sommeil.

Contre-indications et précautions d'emploi

Sans accoutumance ni effet secondaire, l'aubépine soigne l'anxiété en évitant les effets tels somnolence pendant la journée, perte de mémoire. Cependant, comme elle ralentit la fréquence cardiaque, elle est **déconseillée aux personnes ayant naturellement un rythme cardiaque trop lent.**

Comment l'utiliser

Pour un adulte, 1 gélule matin, midi et soir, au moment des repas.

Avec quoi l'associer

La plante est souvent associée à la valériane et au coquelicot.

LE COQUELICOT

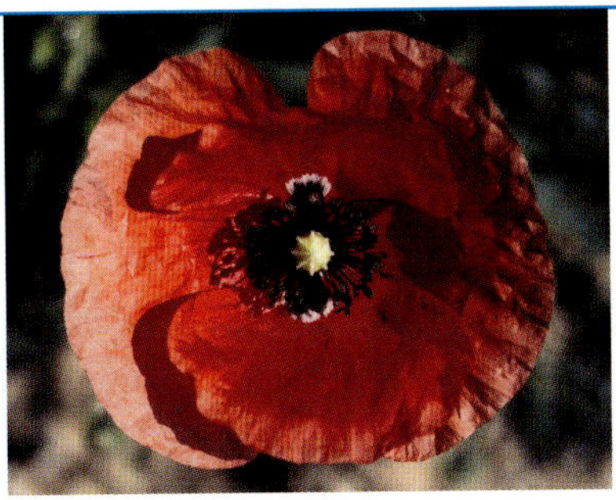

Nom latin : *Papaver rhoeas*
Nom anglais : *Corn poppy*
Famille : *Papaveracées*
Partie utilisée : *pétales*

PRINCIPES ACTIFS
La coloration rouge des pétales est due à la présence d'anthocyanosides ; mais l'action de la plante est surtout liée à la présence de mucilages et d'alcaloïdes, en particulier de rhœadine.

Originaire du bassin méditerranéen, le coquelicot fleurit les champs au mois de mai, grâce à ses fleurs aux pétales rouge écarlate, d'une grande fragilité.

Ce qu'elle peut faire pour vous

Les pétales de coquelicot ont une action remarquable sur les troubles du sommeil de l'adulte et de l'enfant. Ils ont un effet sédatif: ils diminuent la nervosité, l'anxiété et l'émotivité. C'est pourquoi la plante est recommandée notamment aux personnes âgées et aux enfants. De plus, la plante a des propriétés antitussives grâce à la présence de mucilages très adoucissants. Ainsi le coquelicot est un calmant efficace de la toux et des irritations de la gorge.

Contre-indications et précautions d'emploi

La plante ne présente pas de toxicité **si l'on se conforme à la posologie.**

Comment l'utiliser

Pour les adultes, prendre 2 gélules au moment du repas du soir et 2 gélules au coucher.
Pour les enfants (de 5 à 15 ans), prendre 1 gélule au moment du repas du soir et 1 gélule au coucher.

Avec quoi l'associer

Pour traiter la nervosité ou le stress, le coquelicot peut être associé à l'escholtzia : prendre 2 gélules de coquelicot au dîner et 2 gélules d'escholtzia au coucher.
Pour les enfants, 1 gélule de coquelicot au dîner et 1 d'escholtzia au coucher.

L'ESCHOLTZIA

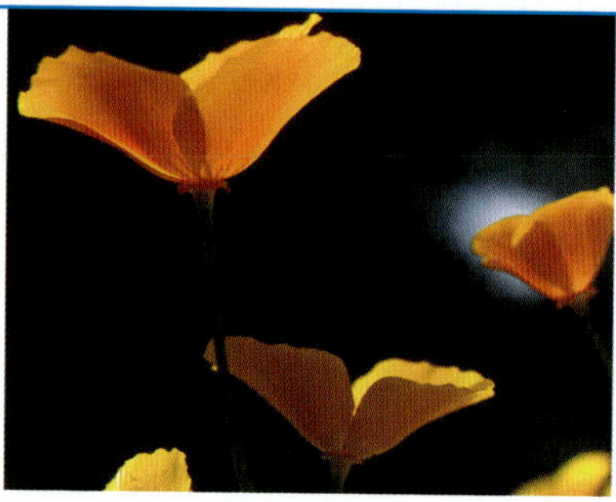

Nom latin : *Eschscholtzia californica*
Nom anglais : *California poppy*
Famille : *Papaveracées*
Partie utilisée : *parties aériennes*

PRINCIPES ACTIFS
La plante contient de nombreux alcaloïdes, notamment des protopines et des pavines (californidine).

Originaire de Californie, la plante a été introduite en Europe au XIXe siècle comme plante ornementale par J.-F. Eschscholtz, botaniste russe. L'escholtzia ou pavot jaune de Californie (à cause de la couleur de ses fleurs) appartient à la famille du pavot, ce qui lui confère des propriétés proches mais (heureusement) avec beaucoup moins de toxicité.
La plante est acclimatée en France, en particulier dans la région de Montpellier.

Ce qu'elle peut faire pour vous

La plante est hypnotique, c'est-à-dire qu'elle apporte un sommeil réparateur et paisible. Elle diminue les difficultés d'endormissement, les cauchemars et les réveils nocturnes. De plus, elle est anxiolytique, c'est-à-dire qu'elle diminue l'anxiété en particulier chez les enfants, qui la tolèrent très bien.

Contre-indications et précautions d'emploi

Très utilisée et depuis longtemps en Allemagne, des études toxicologiques ont montré une parfaite innocuité de la poudre à condition de se conformer à la posologie.

Comment l'utiliser

Adultes : 2 gélules de poudre totale ou 1 gélule d'extrait sec au dîner et 2 gélules de poudre totale ou 1 gélule d'extrait sec au coucher.
Enfants : demi-dose (les gélules peuvent être ouvertes et la poudre sera mélangée à un yaourt par exemple).

Avec quoi l'associer

La plante peut être associée à l'aubépine ou la valériane.
Par exemple pour un adulte, on pourra conseiller 2 gélules d'escholtzia au dîner et 2 gélules de valériane au coucher (en poudre totale), ce qui renforce l'efficacité.

LA LAVANDE

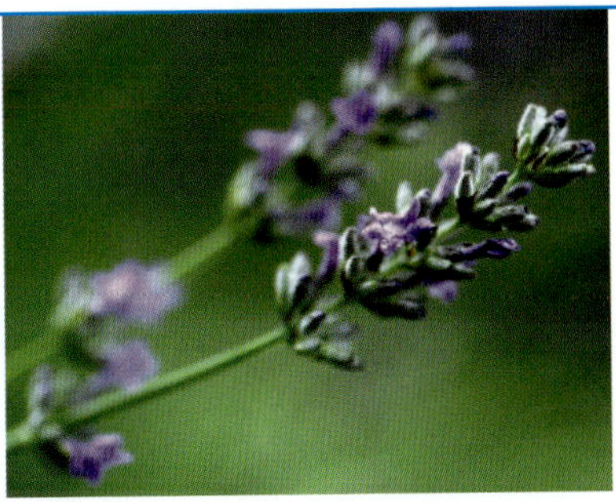

Nom latin : *Lavandula angustifolia*
Nom anglais : *True lavander*
Famille : *Lamiacées*
Partie utilisée : *fleur*

PRINCIPES ACTIFS
Les constituants principaux de l'huile essentielle sont le linalol, l'acétate de linalyle et le caryophyllène.

La lavande vraie est une espèce dont le parfum très fin est dû à l'huile essentielle la plus pure. Elle fleurit l'été et pare les coteaux ensoleillés de Provence d'une belle couleur bleu violacé.

Ce qu'elle peut faire pour vous

Les propriétés de la lavande sont liées à la composition de son huile essentielle. Il est donc important de n'utiliser que la lavande vraie. La plante a un effet sédatif sur le système nerveux qui permet de la conseiller dans les cas d'anxiété et de nervosité. Hypnotique léger, la plante améliore la qualité du sommeil. De plus, l'huile essentielle est active sur les infections et inflammations de l'appareil respiratoire.

Contre-indications et précautions d'emploi

La plante en poudre ne présente pas de danger, **en revanche son huile essentielle doit être utilisée avec précaution,** surtout en cas de prise par voie orale.

Comment l'utiliser

Pour un adulte, 2 gélules à prendre au moment des repas, et 2 au coucher.
Pour un enfant, 1 gélule au dîner et 1 au coucher.

Avec quoi l'associer

La lavande peut être associée à l'escholtzia ou au coquelicot pour augmenter l'effet sédatif.

POUR EN SAVOIR PLUS ► **L'action de l'huile essentielle sur le système nerveux central est connue depuis la fin du siècle dernier : narcotique à faible dose, elle entraîne à doses élevées excitation, hallucinations et tachycardie. Elle est également utilisée pour le nettoyage des plaies et comme antalgique dans les affections de l'oropharynx et de la cavité buccale.**

LE MILLEPERTUIS

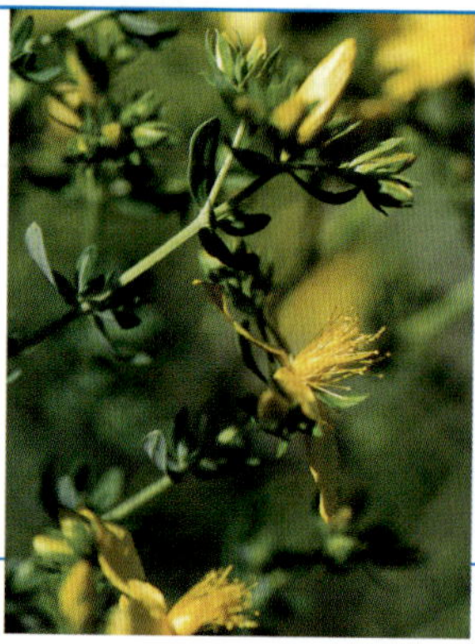

Nom latin : *Hypericum perforatum*
Nom anglais : *St John's Wort*
Famille : *Hypéricacées*
Partie utilisée : *sommités fleuries*

PRINCIPES ACTIFS
La plante contient une huile essentielle, des flavonoïdes et en particulier de l'hyperoside et des pigments rouges responsables de la couleur des points sombres situés sur les fleurs et les feuilles (hypéricine et pseudo hypéricine).

Le millepertuis ou herbe de Saint-Jean est une plante vivace de 30 à 60 cm de haut portant de petites feuilles à nombreux petits points transparents (poches sécrétrices) et à fleurs jaune d'or. La plante jouait un rôle important dans les superstitions moyenâgeuses où l'on attribuait à son odeur le pouvoir de chasser les « démons ».

Ce qu'elle peut faire pour vous

L'effet antidépresseur du millepertuis, longtemps suspecté, a été confirmé scientifiquement. Les extraits de millepertuis améliorent certaines dépressions légères (notamment celles liées à une situation matérielle ou affective difficile) et les maladies psychosomatiques de l'enfant. Le millepertuis a également une action sur la peau : traitement des brûlures du premier degré et des ulcères cutanés.

Contre-indications et précautions d'emploi

Il ne faut en aucun cas s'exposer au soleil après avoir pris du millepertuis par voie orale car on peut voir apparaître – surtout sur les peaux claires – des gonflements et des brûlures. De plus, il est déconseillé d'associer le millepertuis à certains médicaments (digoxine, cyclosporine) dont l'efficacité peut être diminuée.

Comment l'utiliser

Pour la peau, préparer de l'huile de millepertuis : faire macérer des fleurs fraîches dans un mélange d'huile d'olive et de vin blanc. Puis, après élimination de l'alcool au bain marie et filtration, on obtient une huile d'un rouge intense, très efficace.
Pour un effet antidépresseur : prendre 1 gélule d'extrait sec 3 fois par jour pendant 2 mois minimum sans interruption.

Avec quoi l'associer

La dépression est une maladie sérieuse qui peut masquer une pathologie psychiatrique plus grave. Il faut le plus souvent associer une psychothérapie. **L'avis d'un médecin est indispensable.** Quand il s'agit d'améliorer la qualité du sommeil, on peut associer le millepertuis à la valériane.

LA PASSIFLORE

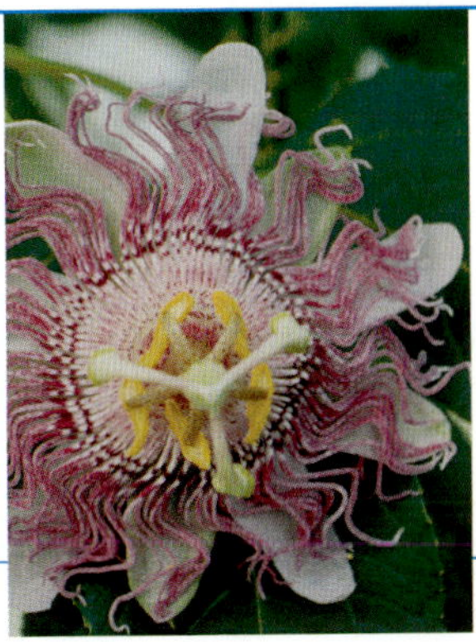

Nom latin : *Passiflora incarnata*
Nom anglais : *Passion flower*
Famille : *Passifloracées*
Partie utilisée : *partie aérienne*

PRINCIPES ACTIFS
On utilise la partie aérienne riche en flavonoïdes et alcaloïdes à action bénéfique sur les troubles du sommeil.

Au XVe siècle, en explorant les forêts amazoniennes, les conquérants espagnols découvrent la passiflore. Les missionnaires jésuites qui les accompagnent reconnaissent dans la couronne de franges du centre de la fleur, la couronne d'épines de la crucifixion, et baptisent la plante « la fleur qui incarne la passion » **(Passiflora incarnata).** *Vers la fin du XIXe siècle, des médecins américains remarquent ses propriétés calmantes et pour cette raison, quelques années plus tard, elle traverse l'Atlantique pour gagner l'Europe. La plante grimpante à tiges sarmenteuses est ornée de grandes fleurs solitaires très décoratives.*

Ce qu'elle peut faire pour vous

La passiflore permet une relaxation musculaire préalable au sommeil. Elle restaure progressivement le sommeil chez les insomniaques. De plus, son pouvoir sédatif ne perturbe pas la vigilance au cours de la journée. Elle supprime aussi l'anxiété et la nervosité dues à la vie stressante que nous menons. Enfin, elle est efficace dans le traitement des spasmes nerveux. Sans accoutumance ni dépendance, elle constitue un excellent moyen de sevrage et un substitut des hypnotiques classiques dont on connaît les effets néfastes à long terme.

Contre-indications et précautions d'emploi

La plante ne présente pas de danger **si l'on respecte la posologie.**

Comment l'utiliser

Adultes : contre l'insomnie, 2 gélules de poudre de plante au dîner et 2 au coucher (ou 1 gélule au dîner et 1 au coucher pour l'extrait sec). En cas de nervosité, 1 gélule de poudre matin, midi et soir aux repas (ou 1 matin et soir pour l'extrait sec).
Enfants : 1 gélule au dîner et 1 au coucher en cas de troubles du sommeil (la gélule peut être ouverte dans un yaourt).

Avec quoi l'associer

La passiflore est traditionnellement associée à l'aubépine afin d'augmenter l'effet bénéfique dans le traitement de l'anxiété, et à la valériane contre les troubles du sommeil.

LA VALÉRIANE

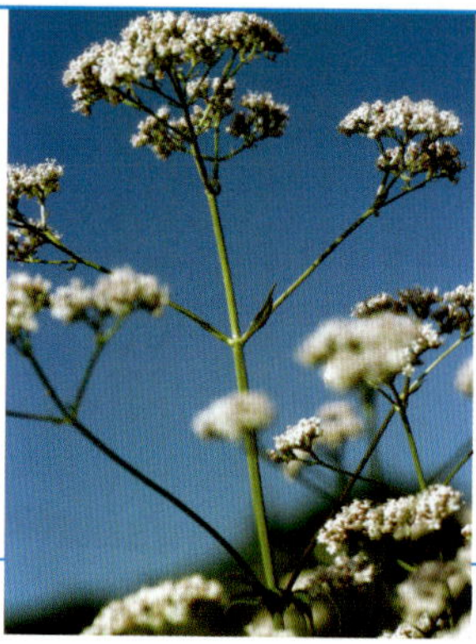

Nom latin : *Valeriana officinalis*
Nom anglais : *Common valerian*
Famille : *Valérianacées*
Partie utilisée : *rhizome*

PRINCIPES ACTIFS
La racine contient de très nombreux composés. Elle est riche en huile essentielle, en acide valérianique et autres principes actifs tels que les valépotriates. L'action conjuguée de ces composés produit des effets sédatifs et relaxants.

Atteignant parfois 2 mètres, la valériane est une plante au port majestueux, au feuillage élégant, aux fleurs petites et nombreuses. Elle pousse dans les chaumières et les sous-bois de toute la France, excepté en région méditerranéenne. Le parfum caractéristique de sa racine exerce une action surprenante sur les chats qui aiment s'y frotter avec délice. Ceci explique son surnom « d'herbe aux chats ».

Ce qu'elle peut faire pour vous

La valériane favorise l'endormissement et améliore la qualité du sommeil avec beaucoup d'efficacité sans « assommer » ni provoquer d'accoutumance. Des études suggèrent la présence de substances anticonvulsives dans la plante, ce qui pourrait expliquer son usage traditionnel dans le traitement de l'épilepsie. La plante est aussi utilisée avec succès dans les cures de désintoxication tabagique. En effet, elle calme l'anxiété et la nervosité qui accompagnent le sevrage.

Contre-indications et précautions d'emploi

La plante est réservée à l'adulte. Prise en gélules de poudre ou d'extrait sec et en se conformant à la posologie, elle ne présente pas de toxicité. **Il est évident que si les troubles persistent, une consultation médicale s'impose** (les troubles du sommeil peuvent avoir des causes diverses).

Comment l'utiliser

Prendre une gélule au dîner et 2 gélules au coucher en cas d'insomnies.

Avec quoi l'associer

La valériane est souvent associée à l'aubépine et la passiflore qui améliorent le sommeil qualitativement et quantitativement.

POUR EN SAVOIR PLUS ► La valériane fait l'objet d'un très grand nombre d'études. L'une des plus récentes montre qu'elle est très efficace sur les insomnies du petit matin.

gommer
la fatigue

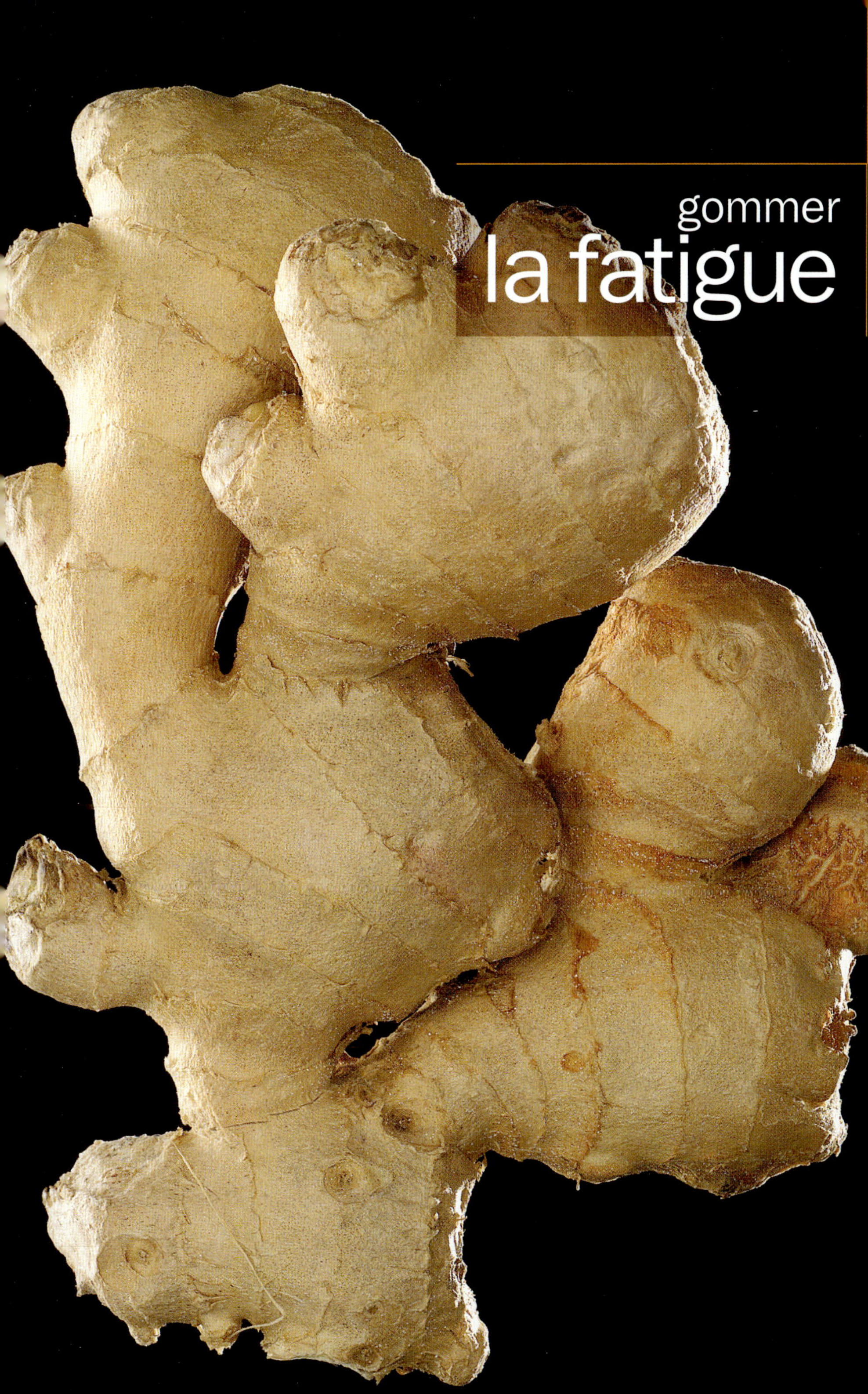

L'ÉLEUTHÉROCOQUE

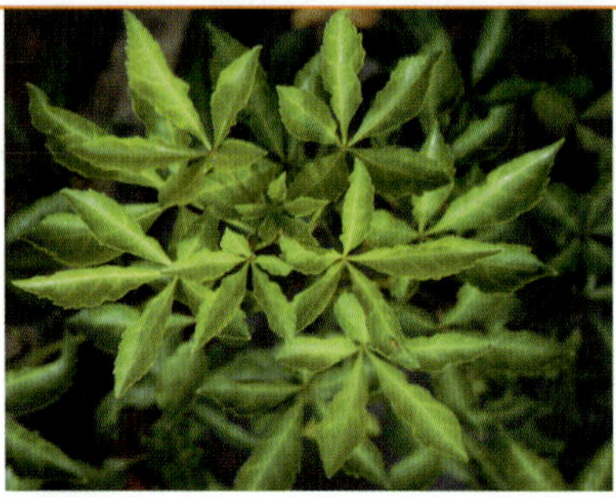

Nom latin : *Eleutherococcus senticosus*
Nom anglais : *Siberian ginseng*
Famille : *Araliacées*
Partie utilisée : *racine*

PRINCIPES ACTIFS
La racine d'éleuthérocoque renferme surtout des éleuthérosides.

L'éleuthérocoque est aussi appelé « ginseng russe » ou encore « buisson du diable ». Petit arbuste épineux de deux mètres de haut environ, il possède des feuilles palmées et longuement pétiolées. Il produit des fruits noirs et charnus.

Ce qu'elle peut faire pour vous

L'éleuthérocoque est un adaptogène, c'est-à-dire que la plante améliore globalement la résistance des personnes soumises à des conditions de stress. Ses principes actifs permettent d'augmenter les performances physiques. De plus, ils favorisent la résistance de l'organisme à l'effort, et facilitent sa récupération. Les cosmonautes russes avaient mis à profit ces vertus pour optimiser leur adaptation à l'espace. La plante est d'ailleurs très employée en Europe de l'Est pour augmenter les performances des athlètes. De plus, l'éleuthérocoque stimule le système nerveux; il améliore la concentration intellectuelle. Enfin, la plante stimule également le système immunitaire : l'organisme se défend mieux contre ses agresseurs.

Contre-indications et précautions d'emploi

La plante étant un stimulant général, il vaut mieux la prendre avant 16 heures.

Comment l'utiliser

2 gélules le matin et 2 à midi au moment des repas.

Avec quoi l'associer

Pour compléter cet effet, elle peut être associée au ginseng, ou encore à une plante riche en vitamines et minéraux comme les parties aériennes de l'ortie par exemple.

POUR EN SAVOIR PLUS ► Des chercheurs allemands ont montré que l'extrait de ginseng russe inhibe la reproduction de virus du rhume et de la grippe. Des essais sur l'homme sont en cours.

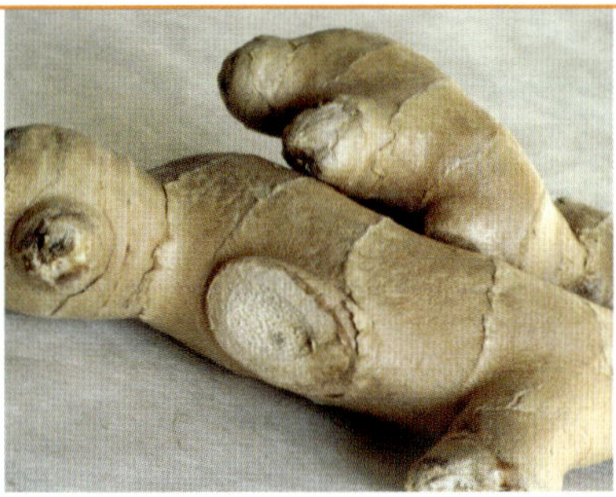

LE GINGEMBRE

Nom latin : *Zingiber officinale*
Nom anglais : *Common ginger*
Famille : *Zingibéracées*
Partie utilisée : *rhizome*

PRINCIPES ACTIFS
Les principes « piquants » du rhizome sont dus à la présence de gingérols.

Cette herbe vivace au rhizome horizontal, est originaire de l'Inde. On raconte que l'empressement des Européens à découvrir la fameuse Route des Indes était justifié par la quête de cette épice des plus recherchées au moyen âge. Finalement c'est Marco Polo qui fit connaître le gingembre à l'Europe à la fin du XIIIe siècle. On utilise de nos jours son rhizome qui contient une huile à l'odeur camphrée caractéristique et à la saveur chaude et poivrée. L'utilisation contemporaine du gingembre remonte au début des années 1980 quand un scientifique découvrit par hasard qu'en période de rhume, la plante réduisait ses nausées.

Ce qu'elle peut faire pour vous

Le rhizome de gingembre est indiqué dans la prévention du mal des transports, des troubles digestifs et des nausées. Mais la réputation du gingembre repose sur ses vertus aphrodisiaques largement vantées par la médecine arabe. Celles-ci seraient liées à la présence de gingérols qui agiraient sur la fertilité par augmentation du volume de sperme fabriqué et amélioration de la mobilité des spermatozoïdes. Cependant, le gingembre est avant tout une plante du tonus, à activité stimulante et revitalisante.

Contre-indications et précautions d'emploi

Cette plante, consommée dans de nombreux pays, est sans danger. Cependant son usage est réservé à l'adulte.

Comment l'utiliser

2 gélules matin et midi à prendre au moment des repas, 2 autres une heure avant de voyager.

Avec quoi l'associer

Afin d'améliorer son action sur le tonus, la plante peut être associée au ginseng ou à l'éleuthérocoque.

LE GINSENG

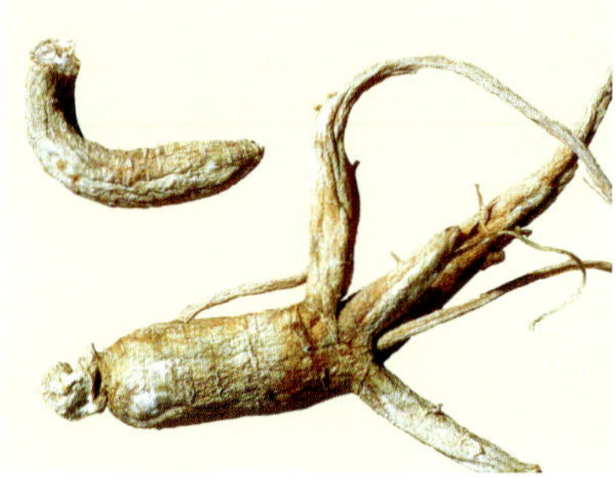

Nom latin : *Panax ginseng C.A.meyer*
Nom anglais : *Korean ginseng*
Famille : *Araliacées*
Partie utilisée : *racine*

PRINCIPES ACTIFS
La racine est riche en ginsenosides, responsables de l'activité de la plante.

Le ginseng est une plante vivace dont la racine est célèbre chez les Chinois qui la considèrent comme une panacée : elle préserve la santé et procure la longévité. « Jinchen » signifie en chinois « racine de l'homme » du fait de l'anthropomorphisme assez frappant de la racine. Son usage traditionnel était réservé aux familles royales. Cette réputation exceptionnelle lui valut le nom de « panax » dérivant de Panakeia, déesse qui guérissait tous les maux. En Occident, elle connaît un vif succès depuis le XVIIIe siècle.

Ce qu'elle peut faire pour vous

Le ginseng améliore les performances aussi bien physiques qu'intellectuelles quel que soit l'âge. Il améliore la mémorisation et les réflexes. Il permet une meilleure adaptation de l'organisme à l'effort en diminuant la sensation de fatigue, les douleurs musculaires (il diminue le taux d'acide lactique dans le sang, et augmente l'utilisation de l'oxygène par les muscles). De plus en agissant sur les glandes corticosurrénales, il a une action stimulante de l'état général.

Contre-indications et précautions d'emploi

On doit attendre que la plante ait au moins six ans d'âge pour en récolter la racine. De plus elle ne doit pas être conseillée lors de maladies virales ou infectieuses mais seulement au moment de la convalescence ou de façon préventive. Elle est réservée à l'adulte.

Comment l'utiliser

2 gélules le matin avec un grand verre d'eau.

Avec quoi l'associer

Elle peut être associée à l'éleuthérocoque pour améliorer les performances physiques ou au gingembre pour stimuler l'organisme.

POUR EN SAVOIR PLUS ► Le ginseng fait baisser le niveau de sucre sanguin qui suit un repas. D'où son intérêt potentiel chez les diabétiques et pré-diabétiques.

LE KOLA

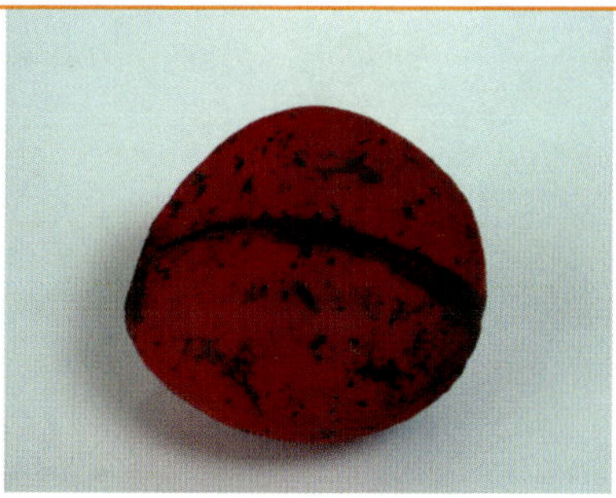

Nom latin : *Cola nitida*
Nom anglais : *Kola nut*
Famille : *Sterculiacées*
Partie utilisée : *fruit (noix)*

PRINCIPES ACTIFS
L'analyse de la graine révèle la présence d'alcaloïdes, en particulier de caféine et de théobromine.

Les noix de kola proviennent d'un arbre poussant dans les régions équatoriales de l'Afrique occidentale. Elles contiennent jusqu'à 2,5 % de caféine. La plante est cultivée principalement en Côte d'Ivoire et au Nigéria. Privées de leur tégument et séchées, elles sont utilisées depuis longtemps par les indigènes d'Afrique pour soutenir des efforts musculaires prolongés. Elles sont utilisées aujourd'hui principalement pour la préparation de boissons gazeuses sans alcool (Coca Cola par exemple).

Ce qu'elle peut faire pour vous

Les principes actifs de la graine lui confèrent des propriétés stimulantes anti-fatigue. La caféine est en fait combinée à des tanins présents dans la graine, ce qui permet d'exercer une action prolongée dans le temps ; on évite ainsi les effets parfois brutaux et néfastes de la caféine notamment sur le cœur.

Contre-indications et précautions d'emploi

Bien que la caféine soit libérée lentement, **il est conseillé, en particulier pour les personnes sensibles de ne pas prendre la plante le soir.** En cas d'hypertension, il vaut mieux ne pas la consommer. **Demandez l'avis de votre médecin.**

Comment l'utiliser

2 gélules le matin et 2 à midi.

Avec quoi l'associer

Elle peut être associée à d'autres plantes stimulantes comme le ginseng ou l'éleuthérocoque.

réguler digestion et transit

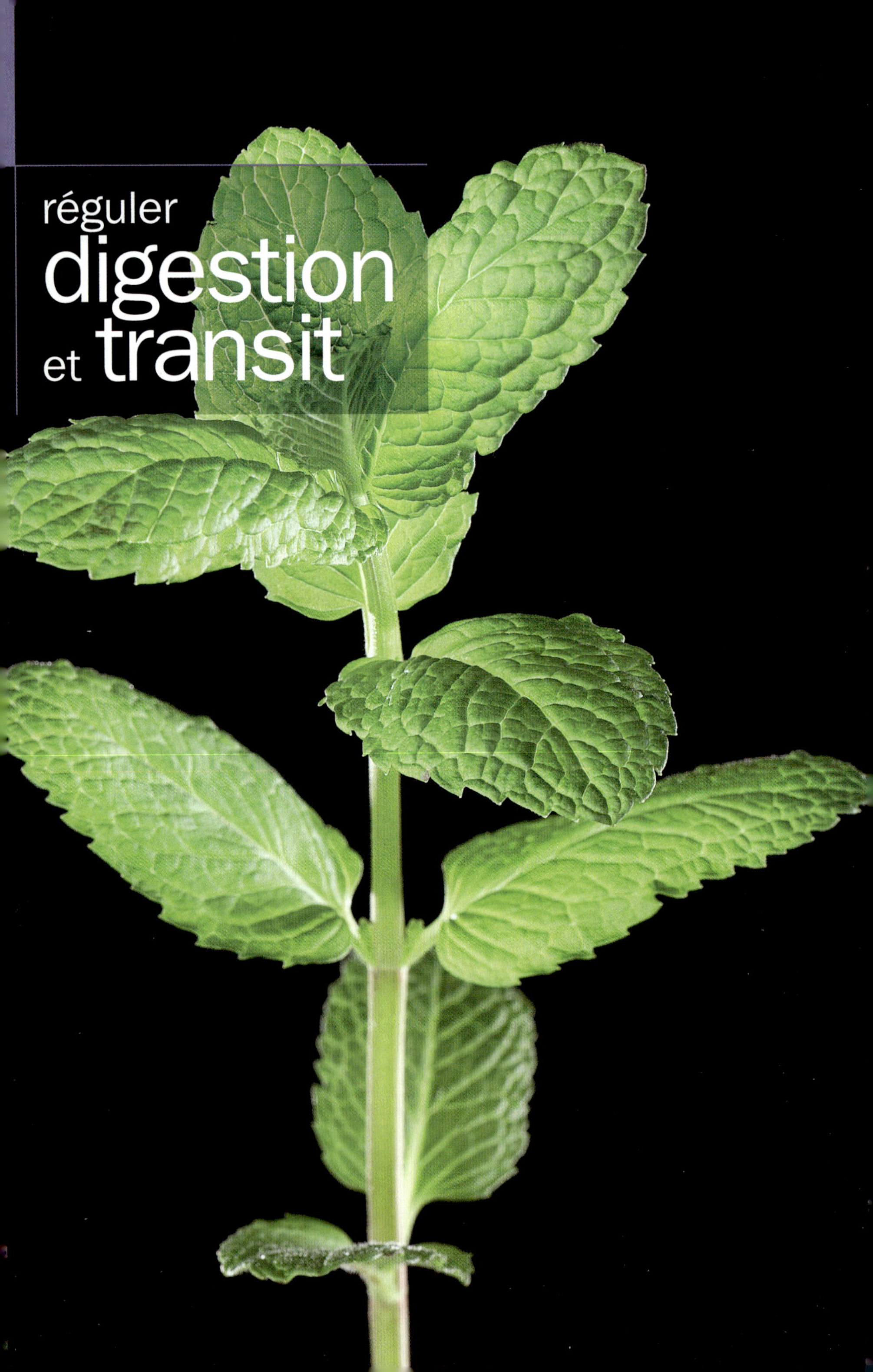

L'ARTICHAUT

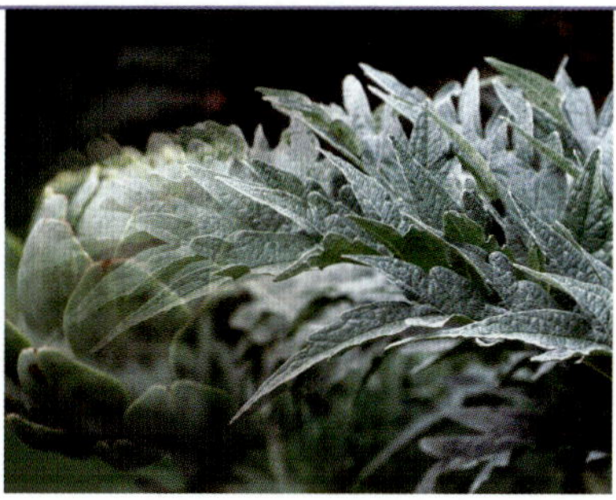

Nom latin : *Cynara Scolymus*
Nom anglais : *Artichoke*
Famille : *Asteracées*
Partie utilisée : *feuille*

PRINCIPES ACTIFS
Le constituant principal de la feuille d'artichaut est la cynarine qui a une action à la fois sur la formation et l'élimination de la bile afin qu'il n'y ait ni insuffisance ni excès.

Depuis bien longtemps les terres du pourtour méditerranéen sont le berceau d'une plante épineuse caractéristique : le cardon sauvage. Au fil des siècles, ce cardon a donné naissance à une variété aux applications tant culinaires que thérapeutiques. Il s'agit de l'artichaut dont l'amertume de la feuille permet selon la « théorie des signatures », l'analogie avec la bile, donc le foie.

Ce qu'elle peut faire pour vous

Il faut attendre le début du XXe siècle pour que soit apportée la preuve des propriétés digestives de l'artichaut qui, par la présence de cynarine, facilite l'élimination de la bile. La bile déversée dans l'intestin va aussi combattre la constipation et régulariser le transit. De plus, la plante protège et régénère les cellules du foie, c'est pourquoi elle sera conseillée dans les cas de « jaunisse » et chez les personnes atteintes de cirrhose du foie. Enfin, on a observé que l'artichaut abaisse les taux de cholestérol et de triglycérides.

Contre-indications et précautions d'emploi

La plante semble dénuée de toxicité dans les limites de la posologie.

Comment l'utiliser

2 gélules matin et soir au moment des repas.

Avec quoi l'associer

Pour faciliter la digestion, la plante peut être associée à la mélisse ou au fenouil. Pour son action sur le foie, la plante peut être associée au chardon-marie.

POUR EN SAVOIR PLUS ► L'extrait d'artichaut est riche en composés phénoliques qui protègent cellules et tissus des radicaux libres. Il peut donc être considéré comme un antioxydant.

LA BOURDAINE

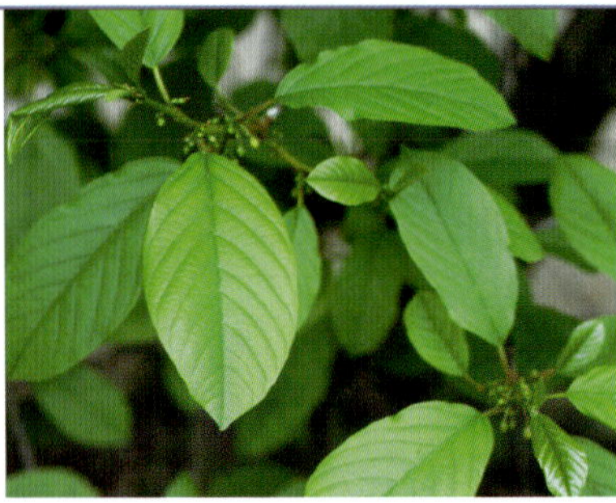

Nom latin : *Rhamnus frangula*
Nom anglais : *Alder buckhorn*
Famille : *Rhamnacées*
Partie utilisée : *écorce de la tige et des branches*

PRINCIPES ACTIFS
L'écorce contient de 2 à 3 % d'anthracénosides et en particulier des glucofrangulosides particulièrement actifs sur le transit intestinal.

La bourdaine est une plante commune des bois humides et des zones marécageuses. L'écorce est récoltée et séchée un an au minimum afin d'oxyder les principes actifs pour les rendre moins irritants. C'est sous cette forme que la bourdaine est vendue par les laboratoires pharmaceutiques.

Ce qu'elle peut faire pour vous

Les principes actifs contenus dans l'écorce augmentent l'hydratation des selles et surtout stimulent le péristaltisme intestinal (les contractions des muscles intestinaux permettant la progression du transit). La plante ne doit être utilisée que pour une constipation occasionnelle et passagère.

Contre-indications et précautions d'emploi

La bourdaine ne doit pas être utilisée chez l'enfant de moins de 15 ans ni chez la femme enceinte ou allaitant. De plus, le traitement ne doit pas durer plus de 10 jours chez l'adulte. En effet, la plante ne permet pas une rééducation du transit qui serait possible avec d'autres plantes comme l'ispaghul par exemple ou avec une bonne hygiène de vie (alimentation riche en fibres, hydratation des selles en buvant beaucoup d'eau ou de tisane). Il ne faut pas utiliser la bourdaine fraîche car les principes actifs contenus dans l'écorce seraient très irritants pour les intestins.

Comment l'utiliser

1 gélule matin et soir au moment des repas avec beaucoup d'eau.

Avec quoi l'associer

La plante peut être associée au boldo, un laxatif plus doux.

POUR EN SAVOIR PLUS ► L'écorce de bourdaine peut être associée à des cholérétiques, laxatifs mécaniques ou laxatifs huileux (huile d'olive par exemple). La dose usuelle recommandée ne doit pas dépasser 25 mg de glucofranguline. De plus, une interaction est possible avec les antiarythmiques de classe I, digitaliques et autres médicaments hypokaliemants (corticoïdes, diurétiques).

L'ISPAGHUL

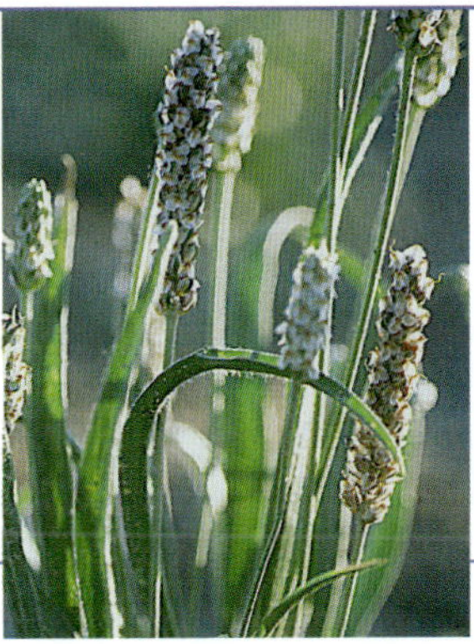

Nom latin : *Plantago ovata*
Nom anglais : *Indian plantago*
Famille : *Plantaginacées*
Partie utilisée : *enveloppe de la graine*

PRINCIPES ACTIFS
La graine possède une enveloppe particulièrement riche en fibres, mucilages qui augmentent considérablement de volume en présence d'eau.

La plante est commune en Asie occidentale et en Inde où elle est cultivée actuellement ainsi qu'au Pakistan. Les graines d'ispaghul admises dans la pharmacopée de l'Inde se trouvent partout dans ce pays. Les graines forment une gelée au contact de l'eau qui a longtemps été administrée contre la dysenterie.

Ce qu'elle peut faire pour vous

Les mucilages forment dans l'estomac, en présence d'eau, un gel non assimilable par l'organisme. C'est pourquoi la plante peut être utilisée dans le cadre d'un régime amaigrissant, d'une part parce qu'il agit comme coupe-faim naturel et d'autre part car il ralentit l'assimilation des sucres et des graisses : il diminue l'apport calorique et les pics sanguins de glucose responsables de la mise en réserve des calories. De plus, l'ispaghul est un bon rééducateur du transit intestinal car il augmente le volume et l'hydratation des selles, ce qui facilite leur évacuation. L'ispaghul joue également un rôle de pansement protecteur au niveau de l'estomac et de l'intestin. Enfin, la plante permet d'abaisser les taux de cholestérol et de triglycérides quand ils sont trop élevés.

Contre-indications et précautions d'emploi

Il est important de toujours prendre les gélules d'ispaghul avec beaucoup d'eau. De plus, il est important de s'assurer que la constipation n'est pas liée à une occlusion intestinale ; la plante est contre-indiquée dans ce cas. Le traitement de longue durée est déconseillé chez l'enfant.

Comment l'utiliser

Pour un effet coupe-faim dans le cadre d'un régime amaigrissant : 4 gélules avant chaque repas avec beaucoup d'eau plate.
Pour un effet laxatif doux : 2 gélules matin, midi et soir au moment des repas (boire régulièrement).

Avec quoi l'associer

La plante peut être associée à d'autres plantes riches en mucilages comme les pectines de pommes.

LE CHARDON MARIE

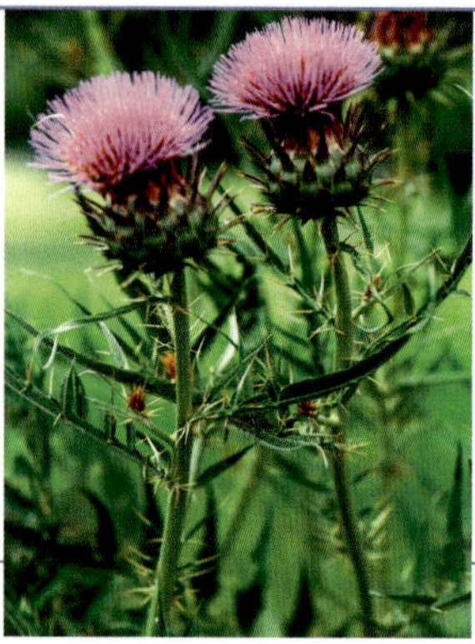

Nom latin : *Silybum marianum*
Nom anglais : *Milk thistle*
Famille : *Astéracées*
Partie utilisée : *fruit*

PRINCIPES ACTIFS
Le fruit du chardon marie renferme trois substances (silybine, silychristine, silydianine) dont le mélange porte le nom de silymarine.

Le nom de chardon Marie vient d'une légende du moyen âge. La Vierge Marie voulant cacher son enfant Jésus aux soldats d'Hérode le Grand, le dissimula sous les larges feuilles d'un chardon. Dans sa hâte, des gouttes de lait tombèrent de son sein sur les feuilles de chardon, qui en ont gardé trace, près des nervures. L'espèce croît dans des lieux incultes, des terrains secs et rocailleux. Les graines du fruit ressemblent à celles du tournesol.

Ce qu'elle peut faire pour vous

La silymarine est surtout hépatoprotectrice c'est-à-dire qu'elle protège et régénère les cellules du foie. C'est pourquoi elle accélère la guérison des hépatites (virales ou médicamenteuses) et améliore l'état général des personnes atteintes de cirrhose.

De plus, elle accélère l'écoulement de la bile et préviendra la formation de calculs dans la vésicule biliaire. Le chardon marie est hémostatique (il arrête les saignements) et sera conseillé en cas de règles trop abondantes.

Contre-indications et précautions d'emploi

La plante ne semble pas toxique **si l'on se conforme à la posologie.**
Cependant certaines plantes de la même famille sont fortement toxiques.

Comment l'utiliser

1 gélule 3 fois par jour au moment des repas.

Avec quoi l'associer

Pour obtenir un effet drainant du foie, la plante peut être associée à la fumeterre. Pour un effet protecteur du foie, l'associer à l'artichaut est tout à fait indiqué.

LA FUMETERRE

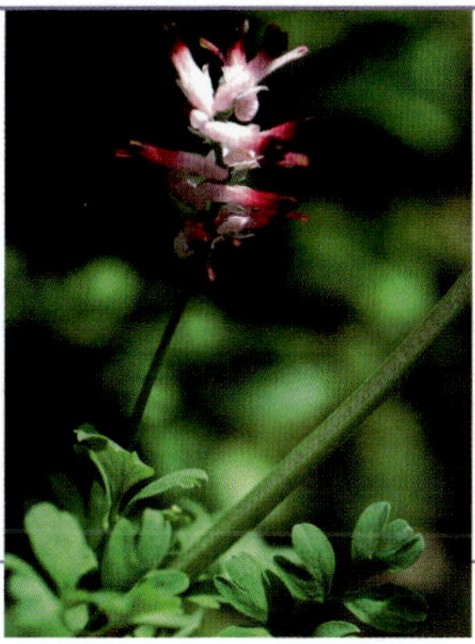

Nom latin : *Fumaria officinalis*
Nom anglais : *Fumitory*
Famille : *Fumariacées*
Partie utilisée : *partie aérienne fleurie*

PRINCIPES ACTIFS
Les parties aériennes de la fumeterre renferment des alcaloïdes et en particulier de la protopine.

C'est en bordure des ruines ou à la lisière d'un champ qu'apparaît souvent une silhouette floue dont le feuillage grisâtre, léger et vaporeux fait tout d'abord croire à une plante de rêve issue des vapeurs de la terre.
C'est pourquoi cette plante fut baptisée par les anciens « fumée de la terre ».
Ses propriétés médicinales sont connues depuis l'antiquité. Des médecins grecs tels que Dioscoride ou Galien (IIe siècle après J.-C.), citaient déjà son action sur la sécrétion de la bile et les fonctions hépatiques. Plante herbacée annuelle commune dans l'hémisphère nord, la fumeterre contient essentiellement des principes actifs agissant sur le foie.

Ce qu'elle peut faire pour vous

La fumeterre est un excellent amphocholérétique : elle agit autant sur la sécrétion de bile par le foie que sur son évacuation dans l'intestin et ceci de façon harmonieuse. Ainsi une vésicule qui fonctionne bien est un gage de bonne digestion et permet d'éviter la formation de calculs biliaires. De plus, la bile étant bien excrétée, le transit intestinal sera facilité. Enfin, elle est efficace sur les nausées des femmes enceintes qui peuvent l'utiliser sans risque, ainsi que sur les migraines d'origine digestive.

Contre-indications et précautions d'emploi

Les très nombreux essais réalisés sur cette plante prouvent qu'**elle ne présente pas de toxicité dans les limites de la posologie.**

Comment l'utiliser

1 à 2 gélules matin, midi et soir à prendre avant les repas.

Avec quoi l'associer

La plante peut être associée à l'artichaut pour renforcer son action sur la vésicule biliaire.

LA MÉLISSE

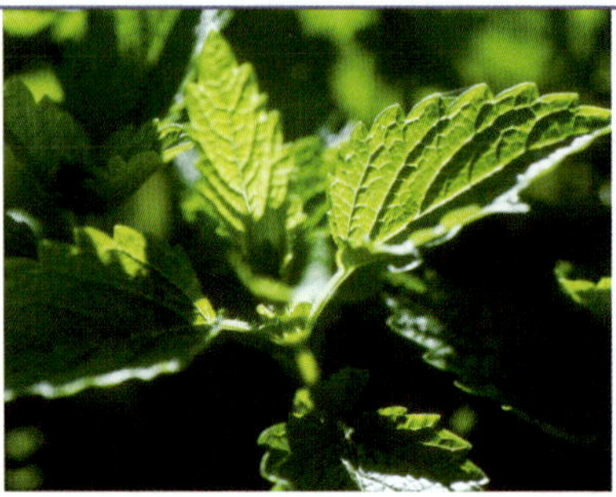

Nom latin : *Melissa officinalis*
Nom anglais : *Lemon balm*
Famille : *Lamiacées*
Partie utilisée : *feuille*

PRINCIPES ACTIFS

La composition de la feuille est bien connue. On trouve des polyphénols, de l'acide rosmarinique et surtout une huile essentielle riche en citral.

La mélisse est utilisée depuis l'Antiquité. Cette petite plante aromatique a fait l'objet de très nombreuses études sans que soient connues les substances responsables de l'activité sédative. Originaire d'Asie mineure, la plante a été introduite au moyen âge dans la partie occidentale de la Méditerranée. Spontanée dans les bois et les haies, elle est actuellement cultivée. La mélisse est utilisée pour ses feuilles qui, lorsqu'on les froisse, dégagent une agréable odeur due à la présence d'huile essentielle.

Ce qu'elle peut faire pour vous

La mélisse a une action sédative et bienfaisante sur l'anxiété.

Elle soigne tout particulièrement les troubles digestifs d'origine nerveuse : ballonnements, crampes d'estomac, éructations, douleurs abdominales.

Elle est aussi conseillée dans les vomissements de la grossesse et a une action bénéfique sur les bourdonnements d'oreille.

Contre-indications et précautions d'emploi

La poudre de mélisse en gélules ne présente pas de danger. **L'huile essentielle doit être utilisée avec précaution.**

Comment l'utiliser

Adultes : 2 gélules matin et soir.

Enfants : 1 gélule matin et soir au moment des repas.

Avec quoi l'associer

Une étude clinique importante effectuée en 1990 a montré l'efficacité de l'association mélisse – passiflore dans le traitement de l'anxiété.

POUR EN SAVOIR PLUS ► Les propriétés bactériostatiques et antifongiques de l'huile essentielle sont bien connues.

L'activité antivirale a fait l'objet de nombreux travaux en particulier sur le virus de l'herpès par voie orale et topique (pommade à base d'extrait standardisé de mélisse).

LA MENTHE

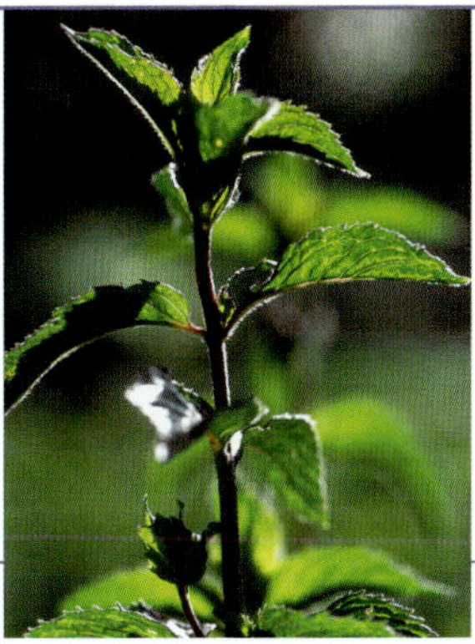

Nom latin : *Mentha piperita*
Nom anglais : *Peppermint*
Famille : *Lamiacées*
Partie utilisée : *feuille et sommité fleurie*

PRINCIPES ACTIFS
La plante renferme des flavonoïdes et des caroténoïdes ; mais c'est son huile essentielle qui est considérée comme l'élément actif et dont le constituant majoritaire est le menthol accompagné de menthone.

La menthe est une des espèces les plus célèbres parmi les plantes médicinales. Très utilisée dans l'alimentation ou dans les tisanes, elle parfume agréablement et apporte à vos plats des vertus thérapeutiques non négligeables. Mentha piperita *est un hybride apparu initialement en Angleterre et dont les fleurs à corolle pourpre caractérisent l'espèce qui se multiplie par des stolons (tiges rampantes).*

Ce qu'elle peut faire pour vous

La plante occupe une place privilégiée dans la phytothérapie digestive grâce à l'huile essentielle contenue dans ses feuilles. En effet, la plante a un fort pouvoir calmant sur les spasmes digestifs et intestinaux. Elle pourra être conseillée en cas de nausées et de douleurs abdominales spasmodiques accompagnées de flatulences.

Contre-indications et précautions d'emploi

L'huile essentielle de menthe est contre-indiquée aux femmes enceintes ou allaitants ainsi qu'aux jeunes enfants.

Comment l'utiliser

2 gélules à prendre avant les repas, midi et soir (demi-dose pour les enfants).

Avec quoi l'associer

La menthe associée au fenouil (en tisane ou gélule) est particulièrement efficace pour soigner les troubles de la digestion : nausées, pesanteur, aérophagie, douleurs épigastriques (en haut de l'estomac).

INDEX ALPHABÉTIQUE

BIBLIOGRAPHIE

Bruneton J. : *Pharmacognosie - Phytochimie - Plantes médicinales.* Éditions Tec & Toc, Paris, 1999.

De Gasquet B. : *Constipations solutions.* Éditions Robert Jauze, Paris, 2001.

Granier : *Ressources médicinales de la flore Française.* Édition Vigot Frères, Paris, 1961.

Hostettmann K. : *Tout savoir sur le pouvoir des plantes.* Éditions Favre, Lausanne, Suisse, 1997.

Rombi M. : *100 plantes médicinales.* Éditions Romart, Nice, 1998.

Roux D. : *La Phytothérapie à l'officine.* Éditions Porphyre, 1989.

Roux D. : *Pharmacognosie et Phytothérapie.* Éditions Porphyre, 1999.

Roux D. : *Phyto beauté.* Éditions Hachette, Paris, 1997.

Roux D. : *Phyto femme.* Éditions Hachette, Paris, 1998.